MISUNDERSTOOD
HEALTH CARE

被误解的医疗

改善健康从改变医疗观开始

江隆福 著

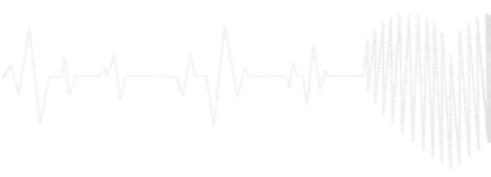

宁波出版社
NINGBO PUBLISHING HOUSE

图书在版编目（CIP）数据

被误解的医疗:改善健康从改变医疗观开始 / 江隆
福著 . — 宁波 : 宁波出版社 , 2019.7

ISBN 978-7-5526-3480-8

Ⅰ . ①被 ⋯ Ⅱ . ①江 ⋯ Ⅲ . ①医学心理学—文集
Ⅳ . ① R395.1-53

中国版本图书馆 CIP 数据核字（2019）第 001384 号

被误解的医疗 : 改善健康从改变医疗观开始

江隆福　著

出版发行	宁波出版社
	宁波市甬江大道 1 号宁波书城 8 号楼 6 楼　315040
印　　刷	宁波白云印刷有限公司
责任编辑	汪　婷
责任校对	黄　薇　李　强
封面设计	金字斋
开　　本	889mm × 1194mm　1/32
印　　张	6.5
字　　数	120 千
版次印次	2019 年 7 月第 1 版　2019 年 7 月第 1 次印刷
标准书号	ISBN 978-7-5526-3480-8
定　　价	35.00 元

做医生是需要修行的，做到"知己知彼""安慰与帮助"并非易事。对生命、疾病、自然规律常怀敬畏之心。改善健康是不能完全依赖医疗的，医疗是把双刃剑，医疗能力有限，尚需要健康的生活方式、积极向善的心态。针对疾病，除干预外，还有一种手段叫面对。

序

医疗，还有一种手段叫面对

　　我第一次听到宁波二院[1]江隆福医生的演讲，是去年夏天"大医博爱"志愿服务总队基层行活动走进浙江象山县。江医生与众不同，他不像很多其他医生，包括众多带有专家光环的医生。他们讲的是药企精心设计、充满商业利益的课件，还常常将企业想要表达的要义讲反了。

　　江医生的课件完全是自己认真准备、设计的。当下各种学术会议多如牛毛，泛滥成灾，绝大多数参与者都在讲生物医学技术、药片、支架相关的内容，而江医生讲的是他对医学的理解——医学哲学和医学丰富的人文内涵。他旗帜鲜明、语言犀利地抨击了支架、起搏器植入、室性早搏与心房颤动射频消融等领域的过度医疗趋利行为，针砭时弊，一针见血。能如此

---

[1]　即宁波市第二医院，2018 年 11 月 8 日正式更名为中国科学院大学宁波华美医院。

深刻理解当下医学深层面的严重问题,而且有勇气公开讲出来的,也仅此一人了。

最近在绍兴再次听他演讲,感到内容更为丰满,而且尖锐地揭示了打着技术和胸痛中心准入旗号下官学商勾结的暗箱和不合理、不合法性。会后我鼓励并建议江医生写本书,我乐为作序。江医生答,书已写好。

后来得知就是这本《被误解的医疗:改善健康从改变医疗观开始》,它实际上是江医生近年来写的随笔的汇编。其内容涉及面很广,包括对医学、医生职业、现行医疗体制、医患关系、疾病和健康等多方面的思考。

首先,医学是科学吗?应该说医学内涵中有科学的组分,但医学更重要的并不是科学,医学更不可能仅是纯科学,医学有极为丰富的人文内涵与哲学思考。"医学与人类漫长的发展历程息息相关,它既关乎健康与疾病,也涉及生活、文化、信仰、艺术、哲学、宗教等诸多领域。"

科学主义、技术至上、生物技术崇拜与迷信导致当下的过度医疗,医院打着创新、创业、创收的漂亮口号,进一步推高医疗费用,不但广大患者感觉不到实惠,政府也看不到医疗卫生投入的实效,"看病贵"成了不解的难题。

希波克拉底早就呼吁:"不要在患者身上做得过多。"医生要学会"明智选择",知道在患者身上不该做什么的医生才是有良知和成熟的医生。

疾病,尤其是慢性病的发生发展,受社会-生物-心理-环境综合因素的影响。人的健康长寿60%取决于后天的生活方式和行为,而得病后的医疗卫生的贡献仅占8%。我们目前的医学模式是单纯生物医学模式,很多医生不了解、不相信、也不会判断焦虑、抑郁导致的胸闷、胸痛、气短,甚至濒死感。他们只知,也只会用生物医学影像治疗技术"深挖洞,广积粮",不去理解患者的病痛,也不去尊重患者的自身感受。

例如,实际上是一种姑息治疗的支架技术以及一种历经20年发展难以推广复制、成功率不高、复发率不低的心房颤动射频消融技术,其效果被过分夸大,相关疾病又被说得过于恐怖,结果误导患者借债以去接受这些未必需要或根本不需要的技术。若手术失败、术后复发就更加会让这些患者失去生存的信心。过度医疗已成为患者因病致贫、返贫的重要原因。

实际上,我们每个人一生中都不可避免会在某一生命阶段的某一时刻与疾病遭遇。医生在工作中给予患者的更多应是同情、关爱、安慰和帮助。我常常指导慢性稳定性冠心病、心房颤动、室性早搏等患者学会"与其与之为敌,不如与之为伴",也就是江医生讲的"面对"。

被误解的医疗

现代医学过分相信外加于人体的药片、支架和手术对疾病与健康的影响,而忽略通过身心医学的"双心"医疗服务、运动处方、营养处方和戒烟限酒处方来调动人体自身抵御、代偿(如侧支循环建立和再生)的能力。

我不是反对、否定生物技术的创新发展,我只是想强调,我们一定要充分正视现代医学的巨大局限,科学主义和生物医学技术崇拜,过度筛查和过度医疗的严重危害。当医生要敬畏生命,当医生的底线是不伤害!

医生这个职业最需要的是同情心和责任心,3~5分钟的一面之交注定看不好病。看病要情感投入,聚精会神,要认真问病情,用心关注患者心情,了解患者生活工作经历和发生的事件,并随访沟通。

医者,看的是病,救的是心,开的是药,给的是情。医患双方都应理解江医生的呼喊——"医疗除干预外,还有一种手段叫面对!"

主任医师、教授、博士生导师
国家突出贡献专家、北京大学人民医院心研所所长
2017 年 1 月 1 日

目　录

第一章

**看病求医，先问问自己的
健康观是否有问题**

亟待启蒙的健康与疾病观

—— 医疗市场为何如此"繁荣"

　　近日与朋友闲聊起医院工作之繁忙。单说那门诊 —— 人山人海。每周三的门诊时段，我总有点"恐惧"，从进入诊室起，就意味着要立刻投入到一个高速运转的工作状态中，问诊、解释、思考、鉴别、查体、笔录，外加时时必须有的"谨言慎行"。总之四五个小时中，你就别想停下来，哪怕是口渴或尿急，你都得忍着。友人却无不抱怨大医院如何如何的"看病难"。

　　是的，放眼望去，大中城市大一点的医院，哪一个不如同嘈杂的车站、码头或集贸市场？一个本该庄重、宁静、神圣的生命休整场所，现今却比任何地方都来得喧嚣与浮躁。

我曾在美国华盛顿住过 20 多天，其间经过乔治华盛顿大学医学院的附属医院，从未见过什么叫人头攒动与车水马龙，整一个"安静祥和"。家住北京的表弟说："前几年去纽约小住，去过美国顶尖的康奈尔大学医院几次，那里宁静、安详、有序，病人也远不及北医三院那种"菜市场级"规模。纽约人口密度和北京差不多啊！"

我自 20 世纪 80 年代开始做医生，那时有四五百张床的医院算得上大医院，而现在，八九百张床你都不好意思说，动辄上千张、数千张床的医院比比皆是。单从国家统计局（国家数据）网所列出的数据看，2013 年与 2004 年的医疗卫生机构床位数分别是 618.20 万张和 326.80 万张，同期每万人医疗机构床位数分别是 45.50 张与 25.60 张，近十年每万人医疗机构床位数增加近八成，而在之前的二十年里，这一数字却未见明显变化。可为什么百姓、媒体与政府仍然嚷嚷着"看病难"？不可否认心血管疾病、肿瘤等疾病发病率均较前有所增加，但远没有达到床位数增加这样的"恶劣"程度，那么这"看病"究竟是怎么了？难不成中国人真的"都病了"？

是的，国人真的"都病了"，只是此病非彼病。无论"此病"与"彼病"，只要看看这人山人海的"医疗市场"，大街小巷的

"男科、妇科"，以及满天飞的"神奇药丸"，你就不能不联想到国人真的"病了"，个体病了、群体病了、社会病了。只是我们为何病得如此之严重、如此之广泛、如此之迅猛，且看似积重难返？其实，跳出"病了"看国人，或许只是健康与疾病观出了问题。

在对疾病与健康的认识上，我们成了"只能吃奶，不能吃干粮"的婴孩。实际上，多数健康问题主要源于生活方式的不健康，多数疾病困扰又主要在于不懂得如何面对。认识到这两点，就可以将大多数（至少六成）的疾病与健康问题化解到生活与家庭里。

一、启蒙健康观

世界卫生组织认为"健康不仅是躯体没有疾病，还要具备心理健康、社会适应良好和有道德"。如果以此定义健康，那么国人"都病了"这话，就绝不是什么危言耸听。如此，要拥有健康，绝不可能只靠着增加病床数。因为，再多的病床，也都不可能带来丁点儿社会、环境、心灵与道德的"健康"改善。

在物质高度发展，精神与文明却相对落后的当下，人们过分重视属物质的"身体健康"，全然不顾道德伦理、心理健康、社会适应。这边在努力倡导"扶老人过马路"，另一边却在热议"跌倒老人要不要扶"。病了,且病得不轻。再多的病床也无济于事。

其实在这个世界卫生组织给出的健康定义中,除去躯体疾病中的小部分,心理健康中的极少部分,那些社会适应不良与不道德引来的健康问题都是些不需要实体医疗机构与病床位的,急需的是对"真健康"认识的启蒙。

什么才是真健康?上文已经提过。如何做到真健康?部分得从娃娃抓起,从基础教育着手,从人性伦理、良知启蒙。建立了正确的健康观,就可以避免不必要且不愉快的就医诊病,过上理想健康生活。

世界卫生组织的一份关于健康影响因素构成的报告中提道:健康 =15% 遗传因素 +10% 社会因素 +8% 医疗条件 +7% 气候条件(环境因素)+60% 生活方式。不难看出,医疗条件对健康的影响不过 8%,而我们却把健康困扰都归结到医疗条件的不足上,刻意忘却自主健康生活方式的建立与社会、环境因素的维护。权重划分如此悬殊,真是无知无识,亟待启蒙,以正视听。

二、树立正确的疾病观

在疾病构成中,有近六成疾病是自限性疾病(过段时间自动好转的疾病)，近三成是不治之症，医学与医生能作为与成就的不过一成。也就是说，针对那近九成"患者"，医生能做的更多是"安慰与帮助"。我不想再针对医者说什么"安慰与帮助"之类的医学伦理道德，限于人性以及人对利益的追求，完全寄希望于医者"脱胎换骨"，真有点"痴人说梦"。

这样，我们就需要站在患者的角度，去思考如何解决这九成，或者说六成的"自限性疾病"问题。本来"看"医生当是患者主动，现在部分却是被体检查出的异常"疾病"推来。

我们先来看看在这个本该由"患者主动看医生"的行为中，有多少是真需要。如果人们能够认识到近六成身体不适是自限性的，也就可以使得近六成的"看医生"变更为自我的面对，以等待机体战胜病痛、时间消磨病程。他们本可以完全将医生与医院晾到一边去，只可惜，现实却是人们一有不适就去看医生。这些未必是真需要的"看医生"，渐渐演变成了医院繁荣的"主力军"。当然，这里假设了"但凡感到不适，都会看医生"。这个假设过于大胆，但也不乏其支持根基。

这根基无非是国人成长过程中依赖性的养成。

国人成长过程中依赖性是如何养成的？国人在养育婴幼儿过程中，看到孩子摔倒时，部分家长总会百般怜惜地抱起孩儿，又吹、又揉并念念有词道："打这凳子，打这椅子，害我宝贝摔倒……"鲜有教育说"自己起来,以后走路小心点"。前者潜移默化地让孩子形成"凡事错不在我,且我总会有依靠"的心理暗示,从而养成孩子错误的责备观与错误的依靠观,不懂得何为面对与坚强。而后者则会让孩子形成"行事要小心,遇事靠自己"的独立个性。这就是启蒙教育。我们输在了起跑线上,却浑然不知。想想那些嚷嚷着"不要让孩子输在起跑线上"的课外补习,就会感到无比可笑。

于是长大后,身体稍有不适,就想到看医生,或者说依靠医生、医院与医疗,无论其可靠还是不可靠,只要有得靠就成。本来那些自限性的疾病,是完全可以靠自己、靠时间来自愈的,现在倒好,靠着那并不可靠的"双刃剑"与"三分毒",反倒使某些"病痛"迁延与"神经(症)"起来,于是也就造成了"医疗市场"的人声鼎沸与人满为患。

此外,说到一有不适就喜欢看医生,除依赖性的养成,也会有些许"矫情性"掺杂其中。这种矫情性的根基在哪里?生活中我们时常会看到许多"越是清贫越矫情"的怪象,这与国人对下一代的溺爱不无关系。相比西方美女帅哥大包小包的骑行与探险,国人娇滴滴地道出"人家一个人做不好嘛,讨厌",这是何等的矫情与做作!这些个性表现在躯体的病痛上,就很容易演变成无病的呻吟。于是"看医生"变得必不可少,因此，医院何愁不会"热闹"起来。

尼采说："如果我们对疾病和衰弱怀着怨恨，就会削弱我们对疾病和衰弱的复原本能，而这种本能是人身上的一种抵抗和战斗本能。"这种本能也正是自限性疾病得以好转的根本所在。

医生一方面抱怨工作忙，另一方面却又在炫耀病人多、手术量大，同时还要横向、纵向联系医院，网罗病患，享受着这医疗的"繁荣"却不知饱足。中国医院是真的"看病难"还是"虚假繁荣"？想想各家"繁忙"的医院又在想尽办法"吸引病人"，你就可以得到答案。

什么才是真正的健康

世界卫生组织对健康的定义是：不限于躯体没病，尚需要心理健康、社会适应良好与有道德。

就"有道德"而言，只有发自肺腑地爱己爱人，动机里不带邪念并出自内心深处的"有道德"，才够得上健康的"有道德"。这样的道德健康也才能够使得自己由衷地、发自内心地欢喜快乐。因着这份快乐带来精神的爽朗，足以淹没一切的自限性病痛，更会使那功能性的痛痒毫无立足之地。这才是健康，真真正正的健康。如若这一"有道德"的根基建立在躯体与心理的个人需要上，就很容易演变为伪善。伪善不会有什么治疗作用，只会带来苦楚，如当求回报的伪善没有得到回报时，各样的不适就会从心底深处翻腾起来。

针对一个有关身体不适的主诉，并非心理健康的，就一定是身体有病。记住了，你尚需具备不惧"半夜鬼敲门"的道德健康。

身体、心理、社会适应、道德品质，任何一方出了问题，都会引发各样的不适。基于身体是最具象的，最容易被当作操作对象，可怜这外在的身体就成了被鱼肉的对象。以不适为主诉呻吟，并以为医疗可以施行拯救，哪里知道那"双面的利刃"正迎着身体直奔而来，从不曾顾及另外三个层面的需要，活脱脱让身体在科技与经济的车间里成为流水产品。

医生与患者能否做到时常省察自己，从身体、心理、社会适应和道德品质这四个不同的角度省察，以至自己责备自己？

100 年前，人类平均寿命尚不足 50 岁。而今，人们的平均寿命到了 70~80 岁。人类平均寿命的提高离不开医学的进步，尤其是现代医学的进步大大减少了新生儿与产妇的死亡，疫苗的发明使传染病的预防成为可能。但我们也必须看到，在一些"慢性病"的防治上，医疗的效果着实甚微。一些个位数的改善,且在不同研究中难以重复的受益,却被统计学的花招硬整出个两位数的欢喜。缺乏自知的医者 —— 本当"自以为不是"的个体,却以"天使"自居,并夸口能够"救死",你这医界与医者的自知何在?

在中国传统医学昌盛的岁月里,人们普遍认同医、巫是一家,在子孙的职业规划上归"医卜"为次之。可见我们的先人早就看清了医的那点占卜算卦本事,故而立下"凡为子孙择业,士农为上,工商医卜次之"(宁波象山儒雅洋村何氏祖训)的家训。个人认为,这样的定位有其合理性,至少可以警醒医者与机构当有的"自以为不是"之心。只可惜,当今许多临床医生把祖宗那点占卜预后的本领全丢了。面对大心脏心衰患者家属问:"我们家老人情况还好吗?没什么大的问题吧?"他们也就看看患者表情、神态,然后答道:"应该没什么问题。"只是在次日夜里患者猝死,家属质问"你不是说过没什么问题的吗?现在怎么就死了?你得给我们个说法"的关口,却茫茫然不知所措。

不多几日,不知反省的医生再次恢复平静,重新披挂"科学与技术"的外衣,说出来那话,你要不多想都难。"靶向治疗""基因治疗",在你都还没回过神来的时候,就到了"精准医疗",目不暇接。当一个反思医疗的医者被逼到墙角后,忽然又飘来几个"白大衣高血压"[1]。于是，便狠狠地嚷道：白大褂，你除了想引发高血压，还想用一些自己都未曾明了的假说引出多少"亚健康"的恐慌、为利而来的安慰剂？

　　此外还有那检查，那为治疗提供依据的检查。检查本身是不会有什么错的，只是那建议与提供检查的医者，我们有多少是在针对就诊者主诉取得初步症状诊断的验前概率后，再做进一步针对性的检查与检验？我们真的是忙啊，忙到忘掉做医生当有的最最基本的症状诊断与鉴别诊断，忙到将医者当有的理性思维、推理完全抛诸脑后。只要患者主诉头部不适（无论是痛还是晕），你就是头颅 CT 或 MRI；主诉腹部不适的，就是胃镜、肠镜或 B 超；主诉心悸的，就是测心电图；主诉咳嗽的，就是胸部 CT；主诉胸痛的，就是冠状动脉造影……哪里还有什么"症状的部位、范围、性质、诱因、持续时间、加重缓解因素、伴随情况"等的询问与理性鉴别。甚至连应当被奉为指南的"验前概率指导下的辅助检查建议"也被抛诸脑后。透过一些阳性率不足 30%~40% 的冠状动脉造影检查，就可以窥见

---

[1]　指有些患者在医生诊室测量血压时血压升高，但在家中自测血压或 24 小时动态血压监测（由患者自身携带测压装置，无医务人员在场）时血压正常。

13

这有创辅查在泛检查背景下是何等的任性。

曾有一住院患者主诉剑下痛,要求开些自己曾经吃过的"胃药"。管床医生在听到一句"胃痛"后,直接要求患者做胃镜。患者说"三年前做过胃镜,没查出什么大问题",就想开点曾经吃过并认为有效的药,医生则道:"你不做检查,先明确诊断,怎么能够随随便便用药呢?"仿佛我们从来都不曾"随便"用药似的。其实,做了胃镜,你就能明确出什么诊断吗?你可知,患者因胸痛就诊,造影"明确"冠心病并植入冠状动脉内支架后,胸痛仍存在吗?又或者,患者因腹痛就诊,超声"明确"胆囊结石并手术切除后,腹痛也还在。"明确"诊断?在未对主诉进行"入木三分"的探寻前,仅凭一个叫作"辅助"的检查,你何以断定主诉与辅查间就存在必然的相关性,你又如何能够叫患者真正摆脱那成为"主诉"的困扰?

在患者央求开药与医生坚持"胃镜"两者僵持数个回合后,我实在听不下去,就当着医生的面进行示范。通过对主诉的"部位、范围、性质、诱因、持续时间、加重缓解因素、伴随情况以及治疗经过"等,还有"睡眠如何?做梦多吗?"等进行探寻与深究,结合患者的睡眠、精神状况、已有的检查治疗经过,再结合医者个人的临床经验、学识与智慧,分析出患者症状诊断的验前概率。接着,在医者层面上,结合作为人的身心需要,分析出患者症状的大致来源，再讨论是否真的需要做进一步的辅助检查，而非腹痛就胃镜、胸痛就造影、头痛就 CT……

世界卫生组织有关健康的定义其实已经告知我们什么才是真正的健康，只可惜世人却仅限于身体与心理的理解，终究生活在愁苦与烦闷之中。更有那无数个体在唯物质的洗礼后，深陷身体病痛的泥潭，平日里抽烟、酗酒、胡吃海塞，末了，就回到人满为患、死人无数却宣称可以救死的医疗机构。繁荣，一派繁荣！

释放那钳制心灵苦楚的"卡"

人们面对疾病最大的困扰,不外乎两种"心死"形式,一种是纯粹内心对躯体的过度关注,另一种则是附着在病体上的内心焦虑。两者都促使人们把生命的意义聚焦在躯体的不适与失望上,日夜穿梭在各大医院的门诊与走廊里,手里拿着厚厚的辅查单,脸上写满忧愁,内心背负着沉重的盼望。

这让我想起贝多芬。在其晚年听力丧失后,大师并未定睛在自己的疾病痛苦上,而是专注于音乐,继续谱写弦乐四重奏。这该是怎样的命运交响与生命之光!真心盼望这"响与光"能唤醒并照亮同样境遇中那些"活着但死了"的人。

哀莫大于心死，当一些不可变更的拦阻到来时，我们当如何去面对、去克服、去跨越、去战胜？个人素来认为，在不适与病痛来临的时候，作为患者，当重视的 —— 重视，当藐视的 —— 藐视，当面对的 —— 面对。

何为重视？及时看医生，做必要的检查，以得出进一步的结论，在此结论下，可治的治，可防的防，不可治的面对，"查不出问题"则藐视。何为藐视？把你的心思意念从"病痛"捆绑的"卡"中释放出来，抛掉那使内心不安与焦虑的"卡"，将生命定睛在长久与积极的亮光上，这就叫藐视。千万不可坠入"我有病，只是查不出来"的魔咒中。

然而现实生活中，许多生命并非终结于躯体的病痛，而是卡在"内心的伤残"中，慢慢陨落。当病痛来临，多数人会陷入"有病乱求医"的魔咒里，不能自拔。满世界寻医问药，厚厚的病历与辅查单，滔滔不绝的主诉与念叨，胆战心惊，以致夜不能寐，直到生命的末了，终才卸下"疾病"的重担。这数十载的生命，岂不哀哉！

在一个关于医疗体制改革调研活动的前期会议上，主管领导通报了某市 2014 年医疗机构门诊量，竟然高达八千多万人次。一个不足八百万人口的城市，人均一年就诊竟超过十次，这是怎样的一个疾病困扰与疾病负担！我们何以在"病痛"面前如此脆弱，又如此矫情？这与内心深处沉淀的"疾病"文化太多不无关系。

正确认识疾病与疾病困扰，需要做患者层面的工作，更需要做政府层面的工作，如监管不必要的就诊，设置好合理的就诊门槛与就诊时间，减少不必要的就诊与开支……

生命旅途中，免不了遭遇各种病痛，在这些病痛来临的时候，我们应该先静下来，认真思考一些问题：拦阻与钳制我们生命希望的"卡"在哪里？是什么？属物质（躯体）的，还是属心理的？……静下心来，你就会发现，最大的拦阻往往在于内心的不安、焦躁与思虑。

现如今，不少医院都在如火如荼地创建"美国医疗机构评审国际联合委员会（JCI）标准"医院，要求医务人员在给予患者有创检查与治疗前，必须集体"time out"（需要特别警醒时的暂停），以明确患者、行为与行为部位，以防疏漏。那么，我们为什么不可以在治疗"慢病与久病"时，也来个医、患集体"time out"，问问自己——医者与患者，造成这"病痛"的真正原因在哪里。我们是否可以做出跨越，好让这生命得以见真光——生命之光。

18

亟待改善的生命质量

是赖活着，还是精彩地活着？是狂傲地活着，还是有意义地活着？这是一个问题。在生活步入小康的当下，没有充分文化与文明支撑下的物质丰富，使人们对生命的追求越发变得暴发户起来，以为只要有钱，就没有搞不定的事。每当疾病发作，无论医生还是患者，无不忙乎着，不管能不能治，总都是拼了命地去治，也不问结果会如何。当必死的结果呈现，慌乱中，只有不停地问"这是为什么呢？为什么呢？"于是，"讨说法"式的纠纷应运而生。那么，我们究竟该跟谁去讨要说法？

经济繁荣的背后,若缺少了道德与文明的跟进,其实是极可怕的。富了,气跟着粗壮起来,本来卑微的小人物,随着物质的丰富,内心渐渐就会高傲与自大起来,昂着头,握着拳,粗声大气,招摇过市,却不知生命的规律,从来都不曾受物质的摆布。于是,物质与生命渐行渐远,哪里还顾得上"我是谁?我从何处来?将向何处去?"这样的哲学命题。

今天我们不讨论仅需面对的自限性疾病与生理性老化,单单讨论那可治与不可治的"病"。可治的治,自然就不在话下。针对那不可治的,无论医者还是患者,就要考虑如何改善余存的有限生命的质量。

论到有限生命,跃然眼前的,竟然变成了无限中的生命有限。然而,人们只有在躯体患病,突显余存生命不多时,方才感慨生命有限,一旦身强力壮,若能外加有权、有钱,便会豪迈地高歌"千杯少"。胡吃海喝、烟酒不离、熬更守夜,哪一样不是在践踏自己的有限生命?

生命就长短而言,"有限"已然毋庸置疑,只是在躯体"无病"的情况下,有限的人们常常会忘掉这生命的有限。只有时刻让人们警醒"生命有限",才能够使人们定睛在生命的质量上。如何活得精彩与有意义,这些牵涉生命质量的问题,离不开物质与精神两个层面。尊重生命，当是道德构成中最重要的成分。对自我生命的尊重，以及生命对生命的尊重，当为人类最基本的道德素养，也当是文明社会的基本特征。

回到疾病状态，周国平教授在个人博客中写道：当一个人受到病痛折磨时，往往是生命中情感最脆弱的时段。他面对着生命的无助，若在医院还得不到尊重，他的心情就会沮丧到极点，他会觉得世界是丑恶的，人生是可悲的；如果受到善待，他对世界和人生都会有信心。

尊重不只表现在言语上，更体现在一些细微肢体语言上。一个社会对生命的尊重，又何止于生病时、行路时、开车时、言语对话时、排队时？

论到不治之症，就必会论到如何面对死亡上。文明人在面对死亡时基本上也就两种方式，一个是信仰的，另一个则是哲学的。一个有信仰的人，他处在有限生命的终结前相对会比较平静，不会恐慌，因为他相信灵魂不死，且也会有去处。至于哲学的方式，本身不相信灵魂存在，也就没了去处的思虑，知道这是一个自然规律，就把它当作自然的事情面对。如果形成这样一种氛围，信仰也好，哲学理性的态度也好，终不至于无助与惶恐，以致打砸医院。

医疗是把双刃剑

　　医患都明白一个道理 —— 医疗是把双刃剑。只是在求医与行医的实践中，人们会很快变得愚钝与麻木起来，求医者笃信"医疗无所不能"，行医者攀比着手术量，并深入开发着"体检与医疗的市场"，不断挖掘着这"市场的增量"。

　　最近在微信群中，一胸外科同行替其妻子问：27 岁，女性，3 年前体检发现无症状、无器质性心脏病室性早搏 24 小时 1 万多次，现今 24 小时 3 万来次，要不要做射频消融？并附了动态心电图的图。接下来群里的讨论就集中在室性早搏起源与如何做上。什么"起源右室流出道、窦内、心大静脉，不排除左室流出道，直接上三维……"大家热衷于讨论"怎样做"这一技术性问题，完全忽略了提问者实际在问"要不要做"这一选择性问题。

我说：无症状，结合一下心彩超，若无结构性心脏病，无冠心病等器质性心脏病，理论上不用做。既无预后改善依据，又无症状可改善，为什么要做？无症状就是体检出来，或医生"认真"给查出来的，这未必是患者真需要，有创治疗前当慎重，医疗的重点应关注在患者需要与患者安全上。若是我自己，我选择不做。休息好，心情好，室性早搏就会时多时少。此刻3万，下周去做动态心电图就未必还是3万。对良性早搏，当谨慎决策。

有群友说：前四十年频发室性早搏治疗主要靠药物，现在主要靠射频消融，室性早搏消融手术微创，是成熟、安全的手术。这个病人3万多，如果可以消融，建议做。

我则应道：四十年前主流是吃药，四十年后则明确为"无症状不干预"。凭着"好几年"室性早搏病史，依然"健康"无症状，这样的早搏预后良好。2014年欧洲、美国与亚太心律学会的专家共识，将这类早搏（无论二联、三联）认定为"正常变异"，原则上是"不干预"，对个别"纠结"患者可给予"安慰剂"治疗。而在2009年欧洲与美国心律学会的室性心律失常射频消融专家共识中，直接将无症状室性早搏的射频消融列为禁忌证。

射频消融手术虽说微创，但在心腔内多点消融，造成多个"疤痕"点，之后是否会成为新的异位心律失常位点也难讲。另心腔内操作，难免会有心包填塞风险，窦内消融不小心也有损伤冠脉风险。所谓"成熟、安全"也都是相对而言。总之，有创操作，均为不得已而为之行为，当认真权衡利弊，谨慎决策。医疗要么改善症状，要么改善预后，两者兼得甚好，两者均无取，何为？

我就在想，为什么是"如果可以消融，建议做"？这实在令人费解，为什么不是"如果可以不做，建议不做"？医疗难道不应是"如果可以不做，就不做"的行业吗？在慢性病领域，对一些无症状的体检发现，"干预"若无预后改善依据，自然当基于患者安全与需要（当警惕被诱导的"患者需要"）的"能不做，就不做"原则，为何现今已普遍过渡成了基于医者需要的"能做，就做"原则？

不用说甲状腺乳头状癌的过度手术、无症状无器质性心脏病室性早搏的过度射频、无症状心动过缓的过度起搏、无症状稳定型冠心病的过度支架，更不用说门诊、病房里比比皆是的过度输液、过度"黄药水"等。我们是否都该大声地问问自己，这所有的干预中，有多少是患者需要（能不做，就不做），又有多少是不顾患者安全的医者需要（能做，就做）？

再来看医疗损害与医疗安全。医学在临床实践中不断地提高认识，就心脏起搏器而言，人们观察到右室不适当起搏有增加心力衰竭的风险，于是在针对心动过缓的起搏治疗中，渐渐明白"起搏"当是不得已而为之的行为，除非有症状，或者危及生命。然而大家都在谈论"症状性心动过缓"才是起搏器的适应证，只是什么样的症状才是心动过缓的症状，又如何鉴别哪些症状是来源于"心动过缓"，哪些症状是来源于患者"被诱导的心理作用"？

这让我记起了十多年前，一例因起搏器植入后反而感到胸闷、心悸的 35 岁男性患者。该患者体检时发现心动过缓，本来也没什么不舒服，但在（发现其静息心率只有 40~50 次 / 分的）医生反复追问下 —— "你心跳这些慢，都没有点胸闷、头晕什么的？" —— 就似乎得有点什么，经反复琢磨后，渐渐地也就生出胸闷与头晕来，且有逐渐加重之势，于是开始四处求医,最后到北京"大医院"装了起搏器。只是,装了之后,症状发生了新的变化,头晕没了,胸闷仍存,还新增了心慌不适,尤其在夜深人静的时候。

是的,夜里,生理的心率也当是休息的时段,现在,外来强加的每分钟 60 次心率,又加上患者原本是家族性静息性心动过缓(这本身或许就是正常变异),只要稍事活动,患者心跳就会很迅速地做出反应,满足机体需要,每分钟 80 次、100 次、120 次……不在话下。最后我是将起搏器的频率程控到 45 次 / 分,患者才得以休息。直到起搏器电池耗竭,再三与患者及家属充分沟通后,决定不是更换,而是拔出。至今八年过去,患者依然无症状,快活度日。

再想想一些常见的普通感冒,本来是自限性病毒感染,但许多患者,甚至医者认为,就是抗生素治疗无效,也未必什么副作用,于是医者和患者都喜欢采取抗生素治疗。真的是这样吗?其实不然。抗生素的不合理应用,不仅不会缓解本身的病毒感染症状,同时还容易破坏机体咽喉与胃肠道等部位正常寄生菌群的"生态"平衡,导致条件致病菌致病,从而使普通感冒症状迁延,并扰乱自身免疫,不排除严重者过渡到慢性气管炎的可能(咽部寄生菌感染久治不愈,外加免疫系统紊乱)。

还有就是现在越开越多的"甲状腺癌",相当多的患者术后演变成需要终身补充"甲状腺素片"的人为"甲减"。过去数十年行医生涯中，未曾听闻如此众多的"甲状腺癌"，临床因甲状腺癌逝去者也寥寥。其实早在1947年，病理学家就在常规尸检中发现许多死者患有甲状腺癌。后来研究发现，有超过三分之一的成年人患有此症，且几乎都是微小的"甲状腺乳头状癌"，他们中的绝大多数一生中无症状，且极少因此而死。

然而，1999年在韩国政府启动的全国性体检项目中，医生们将本不在列的甲状腺B超检查，作为一项计划外廉价补充，鼓励患者接受，使得一个本来罕见的癌症，一跃成为常见病、流行病（发病率提高15倍），并加以干预，希望借此减少人群死亡率。不曾想，近二十年过去，未见人群死亡率有些许的变化。这种因检查顺带而来的过度手术问题自然不在话下，此"癌"的流行现已成为医疗伤害的典型案例。至于术后远期的"甲减"伤害、"低钙"伤害、补充"甲状腺素片"伤害，以及对生活质量与预后的伤害实难估量，也只有伤在其中的人才能深切体会。

另据中国新闻网2014年3月转韩国媒体报道，韩国2011年一年内共有近4万人被诊断患有甲状腺癌，相当于每10万人口中就有81名甲状腺癌患者，发病率高居世界第一，达世界平均发病率的10倍以上，是实施社会化医疗制度英国的17.5

倍,实施商业化医疗制度美国的 5.5 倍。

医疗制度的不同竟能导致这同一疾病的发病率相差如此之大,可见,利益足以改变人类疾病构成谱,这绝不是什么危言耸听。最为可怕的是,当商业化医疗制度缺乏监管,医院就会无所不用其极地去"发现"或者说"挖掘"疾病,就不会有对患者需要与患者安全的全面考量。

报道称:"韩国医生就此指出'90% 以上的患者都是因为过度超声波检查导致的'。也就是说,医院为了创收而进行的过度超声波检查导致甲状腺癌患者增多。"

此外,世界卫生组织数据显示,2008 年韩国的甲状腺癌发病率虽然是世界第一,但死亡率只排在第 84 名。报道指出,这不禁令人怀疑韩国医院是不是故意为不严重的患者滥开了并不必要的手术。

想想韩国,再看看我们,巨无霸医疗机构,人满为患的门诊与病房,输液杆林立的输液室奇观,各种"活血、通络……黄药水",却没一个站出来说"过度医疗"。

一些本该用于癌症复发检查的肿瘤标志物,却被人为地用在人群普查上,造成一波又一波的"疾病"流行与人群惶恐。针对人群前列腺癌的特异抗原(PSA)筛查,美国亚利桑那大学医学院免疫与病理学系教授理查德·埃布林在《纽约时报》上发表的《关于前列腺癌的重大错误》中述及：该筛查对前列腺癌的预测效率"几乎不比投掷硬币决定更高"。只是我们的肿瘤标志物检查，还是成了体检的一项常规项目，哪里管得了你是恐慌还是担心。

第二章

诊断治疗,医疗要以患者为本位

可惜了，那一群优秀的匠人

近日，我在一自称可以"无障碍畅谈学术观点"的医疗微信群转发《医生的职业精神 —— 爱人如己》的医学人文随笔，并着重摘录出如下文字："医者父母心，'不做害羞的事'，不在无禁忌证患者改阿司匹林为氯吡格雷，不在能依从并良好耐受华法林的房颤患者行尚处于 IIb 推荐的左心耳封堵术，不给无症状的心动过缓患者植入心脏起搏器，不给功能性室性早搏患者行射频消融，不给无预后意义的微小甲状腺乳头状癌患者行手术切除，不将无症状之老化现象渲染为'疾病'……

被误解的医疗

医疗之诸多害羞行为，一律当不做为宜。不居于公司利益制定'共识'，不为自己的益处损害患者利益，不开自己都不信的'方'，不用自己同病都不用的药。知羞而耻于不为，与患者同感一病，医人如己。"

不曾想，文字一发出即招来警告：不可在此群发表学术不相干之言论。想做些解释，写好了文字却怎么也发不出去，才发现自己已被移除。震惊之余，依旧感谢此群，它让我结识了数位志同道合者。私聊时，论到此事，一群友说："可惜了，那一群优秀的匠人。"

是啊，可惜了，那一群优秀的匠人。美其名曰可以"无障碍畅谈学术观点"，实则只许可讨论"技艺"。或许，他们也未曾想过除掌握"技艺"，还必须要有观念的创造，要有思想与情操的表现。如若不然，数千年过去，匠人终究还是匠人。优秀的匠人也当知晓自己关注有限，并当具备突破个人局限的雄心，不能总做"技艺流水线上的一颗螺丝钉"吧？若匠人们以为"技艺"就是一切，这是很危险的信号，尤其是这"医疗的匠人"。成天摸爬在"怎样做"与"如何做"里，却从不曾问，也不许讨论"为什么要做？适不适合做？"这些有关适应证的问题。要知道，适应证出了问题，行为的需要（患者需要还是医疗的

34

市场需要）出了问题，方向偏了或反了，不管接下去如何完美，一切都枉然。

承认自己有局限，承认自己不过是有局限的"匠人"，才有可能得到"升华"，否则，就算披上了"学术"的外衣，思维又总难突破"技艺"范畴的话，依然不过匠人一枚。这类"匠人"如若混到学术界来，若再掌控学术界，使"技艺"成了一切的"学术"，"标准答案"就此产生。学术界的特征是"争鸣"，从来就不轻易产出什么"标准答案"，技艺界倒是很容易就进到"标准件"与"标准化"的流程中，"富士康"与"苹果公司"的区别莫过如此。学术界若始终持守"技艺"的信条，你就只能是标准与规则的执行者，很难成为标准与规则的制定者。如何蜕变成为"标准的制定者"？个人认为一切的蜕变都只能始于自我，或坠落、或升华，看你是开放的我，还是封闭的我。开放的我，以"突破自我"为终极追求，封闭的我，则以敏感、自大、高傲的"画地为牢"故步自封。

卓越人士的成长，通常从学徒到匠人或艺人，再到设计或导演，部分个体走不出学徒，只好转行。只是在医疗的群体中，鲜有如此的泾渭分明，反倒是界线模糊，鱼龙混杂，不太好区分谁是匠人，谁是医生，匠人界与学术界交错而相互隐含。身陷其中的个体，若不懂得在谦卑虚己、突破与蜕变中寻找自我，怕也是终难领悟何为医者的荣耀。

这让我想起"华山论剑"来。从"心手无剑"的学徒走到终极"心手有剑"的学者是很难的，可怜那些行在大路中的匠人，以为手中有了剑就可以所向无敌。论剑者，本该有"升华蜕变"的自然超脱，在"有形与无形"的剑中游刃，只可惜，当今有些医者尚不及旧时江湖论剑之匹夫。况且，这拦阻并不在其外，而在于自我心胸的狭窄。突破自我才是破除一切拦阻的关键！

"突破自我"绝不是一句容易践行的诺言。突破自我，才能够使得思想从物质界进入超物质的真理里边，否则，就是进入，也只能陷入超物质界的歪理与自我的捆绑之中，不能自拔。只有突破自我，论理的过程才能得以忽略掉"公理"与"婆理"之争，回到"真理"轨道之上，只讲规则，不讲暴力。

在唯物论语境下谈论超物质，多少有点别扭。可人的世界就是这样，在物质之外，必有一个超物质的存在，比如爱、恨、情、仇与自由。拿艺术品来说，有的画价值连城，有的画却一文不值。就这画本身属物质的部分而言，价值是有限的，相信其超物质部分才是其真实价值的核心所在。在超物质范围，能否引发人们不断深入地"思"与"想"，就彰显出不同的价值来。

关于这"思想"，已不再只是肤浅"知与画"的范畴，而是永远不断"思想"的扩展。在"想"的范围与诸多的现象里，人有限的头脑常常是很难想透、想明白的，只是，在超物质界，就是想不透，人们仍会不住地"想"，这就是对真理的渴求。

在一些唯物论的真理观中，时常见到的现象是，凡是"不合理"或"想不通"的事与理就把它丢弃，名曰"活在当下"。若此，我们可能需要丢弃的东西就实在是太多、太多了。正如那标榜"鼓励讨论学术问题，无障碍发表学术观点"的"学术群"，容不下丁点儿思想与观点的碰撞，也容不下医学的人文与人性的思考，表面看是匠人与学者界限的模糊，实则是唯物匠人"想不明白，就放弃"的具体呈现。

科学知识是拿来质疑的

科学知识是拿来质疑的。在讨论这个问题之前,必须要先明确什么是科学知识。其实,真要下个定义,并不是件容易的事,因为对科学知识取得的认知,从起初到现在并非完全一致,将来又会是怎样,谁也不知晓。

科学本身是一种认知自然的方式与探索真理的过程,其本质随着经验、理性思维与认知的发展而在不断地变化着。也就是说,人们对科学本质的认识同样在一个不断发展的过程中。其间,也经历着从传统科学"真理观"向现代科学"建构观"

的转变过程。

传统科学"真理观"认为：科学知识是客观的真理。他们主观地认为：科学研究的过程，都是以"纯粹客观的眼光"观察自然现象，并"纯粹客观地归纳"出某些规则，进而在头脑中形成假说，然后"纯粹客观地收集资料"以验证假说，若假说成立就演化为所谓的"科学知识"。此"科学知识"的取得被认为有着"纯粹客观"的过程，故将之视为客观的真理（其实这一知识本身，无非是一个由经验上升为理性的过程）。

只是在这个科学"真理观"的本质里，首先假设了人的无限性与纯粹客观性，然而人的本质其实是"有限且主观"的，哪里会有什么"纯粹客观的眼光"与"纯粹客观的头脑"。通常情况下，人们往往都会用自己"经验性的眼光"有限地去观察并分析事物。这种个人经验里的"局限性"如何能做到"纯粹客观"？事实上有限之人往往是 —— 喜欢看的（或者叫适合自己心意的）就多看些，不喜欢看的就少看些，（厌恶的）甚至可以视而不见。这样，我们就很难有"标准"可以去衡量观察的"客观性"。再又经过"有限且难以做到纯粹客观的头脑"来归纳与假设，可想而知，这"归纳与假设"里明显地限于"头脑认知能力、以往经验与知识结构"等的多重制约。然后再用"时间与空间制约下"收集得来的"有限资料"去"验证"一个并非完全"纯粹客观"的"假说",很多情况下,不过是盲人摸象。

现代科学"建构观"则认为:科学知识的获得是科学家根据现有的理论(原有知识)结合个人认知与经验来建构的,科学知识是暂时性、主观性与建构性的,它会不断地被修正或推翻。正如批判理性主义创始人、思想家卡尔·波普尔指出:科学知识的本性就是"猜测",其中"混杂着我们的错误、我们的偏见、我们的梦想、我们的希望"。他强调"科学理论都只是暂时的、尚未被证伪的假设"。

因此,个人认为,科学知识是拿来质疑的,或者说,是拿来证伪的,而不是拿来膜拜的。在质疑过程中若发现新的证据和对已有事实新的解释时,科学知识就会更新(从当今医学指南每3到5年就要更新一次,就可见一斑)。这一知识的取得无非是建立在对客观世界观察的经验证据基础上,而这种观察受到个体价值观、先前知识、群体文化与社会价值观等诸多因素的影响。

思考这一话题,源于一次医学的学术年会。国内高血压领域某知名专家在台上高谈着高血压如何分型而治,老实说,专家的某些观点在带给我个人收获的同时,也带给我不少的思考。正感叹间,忽闻其谈道:"现今学界出现一种反科学的倾向,我们作为医务工作者,应该高举科学的大旗与那些反科学观点做斗争。"这样,就引发了个人关于"科学"质疑与质疑"科学"的思考,进而联想到了建构主义教学与科学"建构观"。所谓建构主义教学就是学习者主动基于原有认知对情景做出个人认知结构的同化(认知结构在数量上的扩充)与重塑(认知结构在质量上的重整)的过程,这是一种关于知识与学习的理论。

个人认同科学知识是拿来质疑的,也是不怕质疑的,对科学知识的质疑,万不可随随便便扣上"反科学"的帽子,需要知晓的是"科学不过是一个追求真理的过程,而不是真理本身"。质疑本身不也是一种非常科学的精神吗？在科学本质已然走入现代"建构观"的今天,那些依然持守科学知识"真理观"的医学专家们,是否也应当反省一下科学知识本身的局限性？认识到科学知识的取得是建构性的,一切也就释然。

中国科技工作者沉浸在数十年"知识灌输"而非"知识建构"的"教与学"中,逐渐建立并坚固起对科学知识的盲目崇拜。无论在怎样的学术场合,强调的总是"教与学"。看看现今无数的"继续教育"项目,从命名到安排,无不彰显着主办者"教书育人"的"真理持有者"心态。一堂接着一堂的讲与灌,一堂接着一堂的延时讲,"受教与传授"占据着各自的时间、空间,唯独没有质疑与答疑的讨论环节,自然也就没了思想的碰撞与争鸣。整一个自说自话,名为"继续教育",实则"继续洗脑"。故此,强烈建议"继续教育"(最好更名为"不断建构")主办者在设置继教(建构)课程时多给讨论互动环节一点时间,使与会者通过讨论,得以重新建构个人的知识结构与内容,达到真正的教学相长。

回到这次的学术年会,主讲者论到高血压要分型治疗,认为:"原发性高血压"发病的原因不是"不明"而是"多数明确",既然已经明确不同病因,就可以做到"分型而治",只要将"高"盐、"高"糖、"高"脂饮食及"高"压力的"高"改为"低","低"运动改为"高"运动,就可以从病因层面上解决掉高血压这"病"。

果真是这样的吗? 那么,那些与增龄相关的血压增高呢?以及血压"控制到正常"相对于原本血压就正常的个体,仍然存在相对高的心血管事件发生率又如何解释? 还有这本身就是"人为"定义的"高血压界值",如何来认定"病因明确"? 20多年前在血压低于160/95 mmHg时,因其尚不被"定义"为"病",同样存在的"高"与"低",显然就不会成为"病因"。然而,之后因着"界值"的下调,同样的"高"或"低"就变成了部分"病人"的"明确病因"，岂不怪哉？老实说，"原发性高血压"是否一定是"病"都还要打上一个问号（更多认为它就是一个心血管疾病的危险因素而已），何来"病因"可言？

如果说一切随着增龄而来的功能下降以及适应性改变，都要被扣上一个"病"字的话，那么，我们就（可能）需要重新去定义与理解这一"病"字的不同含义，总不能肤浅地认为所有的"病"就一定都是"病"着的。正如人们常说的生老病死是自然规律一样，相信这里的"病"显然并非通常意义上的"病"，因为其不仅属于"自然"，更是在"规律"的范畴之内。一个"自然规律"里的"病"，且是那"规律外、非常态、异常的、突变的、畸形的、意外的、想不到的、病态的……病"所能承载。同一字形，却此病非彼病，这或许就是中国文化与文字的"博大精深"。

"高血压是一个心血管综合征"的观点，同样值得商榷。如果可以将高血压直接定义为一个"心血管综合征"，是不是也可以将高胆固醇血症、糖尿病等也定义为"心血管综合征"？这样，你让那被称为"代谢综合征"的"综合征"怎么想？若这些"危险因素"都叫"心血管综合征"了，谁能胜任这一"综合征"的主角？相信个体与个体间各自的权重应该是不同的。对于动脉粥样硬化性心血管疾病，现今普遍接受的是"遗传背景下的生活方式病"或称作"基因与环境互动"的结果,动脉粥样硬化则是共同机制。因此,用"动脉粥样硬化心血管综合征"显然更为合理,毕竟动脉粥样硬化才是这一综合征的一个共同机制。高血压则不然,只是在高血压人群中,普遍存在着"物以类聚"的危险因素聚集。然而,谁才是这些类聚"危险因素"的招募者,相信遗传背景与年龄是难辞其咎的。若真如此,相信我们对这二位招募者也都是无能为力的,我们能做的也只能是想办法肢解这些类聚的"危险因素",使之"分崩离析",打破他们的"类聚",这就叫"综合干预"。只是,这需要综合干预,并不意味着就可以称为"综合征"。

有感于医学"正常"二字

某日上午查房，进入病房，见到一名 33 岁的男性患者。大致情况为胸痛后 3 天，被诊断为急性下壁心肌梗死。床旁心电监护仪显示心率为 93~98 次 / 分，患者起身做完配合肺部听诊的轻微动作后，心率升到 105~110 次 / 分。在我对病史、体检、辅查做总结式的归纳时，看见五位跟查房医生中，仅一位在不时地做记录。于是，停下来，问道："你们知不知道，我现在对患者病史、体检与辅查中阳性与阴性结果所做的陈述，背后都有着想要表达的潜台词，你们能理解到这深一层的意思吗？

我的陈述与你们在病史汇报中的关注点会有哪些不同？你们能否从每一个不同的关注点中得到学习与提高？"

我回头指着心电监护仪问大家："正如患者床旁的心电监护仪，显示的是数字，我们查看的却是其背后的潜台词和要表达的内容。你们说说看，这位年轻的心梗患者，在如此安静平卧状态下，心率 93~98 次 / 分，它的潜台词或者说背后的意义是什么？"

医生甲："没什么意义啊，心率在正常范围。"

医生乙："心率可能偏快一点，但也都是在正常范围。"

大家都在强调一个叫"正常范围"的心率，这一下子让我警醒起来，"正常范围"怎么演变成捆绑与限制年轻医生们拓展思路与深入思考的枷锁了？这是怎样的一个"正常范围"……一个心梗患者，心脏功能已经在启动心率做代偿，我们却不能识别"心梗"时，机体所启动的应激机制，在 3 天后依然未能恢复平静，此刻应当警惕心功能的问题，容量的问题。总之，这样的心率告诉我们，机体可能在启动心率作为心脏每搏量不足的代偿。

一个统计学意义的参考值，竟演变成了捆绑临床医生思维的"正常值"，相信与我们的教育不无关系。几乎缺少批判性思维与怀疑精神培养的教育,有的只是应试教育里机械背诵的"是与不是"。教育真的不应该"非黑即白",教育在建立逻辑性思维的同时,还应当强化建立批判性思维,换角度、换立场思考,尤其应当从对立面的反向进行批判性思考,这样才能激发起物质界内部真相与能量的爆发。美国得州教育局规定科学教育必须给出正反两方面的证据,要努力培养学生批判或检验证据的能力。一边倒的教育,其实不再是教育,而是宣传。教育本应培养独立思考、质疑的品质,训练在"相同"中观察与思考"差异",这才是优良教育。

　　医学哪有什么绝对的"正常",多是些相对的"参考"而已。参考什么呢?相信除了参考群体,更主要的是参考自己的过往,现实却是参考群体远胜于参考"过往"。少了个体化的前后比照,用一个群体化的统计学数值去定义某个时间点、某个年龄段上一个具体化的个体,那些见仁见智的先人智慧都到哪里去了?如一个人平时血压常在 160/100 mmHg 左右,未用任何药物前提下,因为一次心肌梗死,此后血压变为 110/70 mmHg。你若只看到血压的"正常",却想不到心肌收缩力下降的可能,岂不哀哉?

　　记不得从何时起,书面上的"正常值"已被默默地改成"参考值",只是根植在患者与医生内心深处的"正常"恋情,依然浓情蜜意,难舍难分。人类在自大地拍着脑袋,以为从群体的统计概率中就可区分出"正常"与"异常"来,用一种叫正态分布的方法论,认定两侧极端就是"异常"(其实有时候它也叫"杰出"),又还可以说出"典故"来。你要问他:"有什么'典故'?""比如说,某人聪明过人,勇猛过人,我们不也说他'异常'聪明或'异常'勇猛吗?"相信听了这个也叫"异常"的典故,你能不瞬间"就醉"都难。这也叫"异常"?也的确叫"异常",真有点"坚持等于硬撑"的感觉。看来"异常"两字也都褒贬有别的,或褒或贬,叫人如何不凌乱。

我们把"非黑即白"的"极端"化教育,当成"正常"教育,又把某些生理范围的两极,理所当然地看作"异常"(真是写起来与读起来都觉得凌乱),反将"参考范围"内的一切结果不假思索地认定为"正常"。医学就这样单凭一个"人为的参考值"简单地区分为"正常、异常""非黑、即白"吗?

中间普世性的"灰"哪儿去了?我们是否知道,一切的成像原理都是以那"灰"为基准的,若没了那视像万物的"灰",哪来这世界的五彩与缤纷?这些近于简简单单的道理与法则,为何无一人觉察?

成人各种医学指标"参考值"的取得,往往会将老年人群除掉,这样,我们就可能在老年群体中得出一些与中青年人群不一致的所谓"异常"结果,这就为本为生理的"老化"埋下了病理的祸根。当然,这也为医疗市场营造了无限的"广阔前景",尤其在老龄化社会来临的当下。无症状、无体征的MRI所见"脑腔梗",无器质性心脏病的心电图各样早搏,无症状、无危险因素的B超颈动脉斑块,无症状的骨质增生,无症状的心彩超A峰大于E峰……凡此种种,还有那仅由增龄因素计算而来的"慢性肾病",正赤裸裸地"繁荣"着医疗市场。

老年人群,一次体检,检出的许多个"上下箭头",若解释不当,势必引起老头子、老太太日夜忧虑与担心。故此,在市场化医疗与体检的背景下,针对人群,体检需谨慎;针对医者,解释当慎重。

论医学的"知识与真道"

随着各样的扩招,医疗机构近年来喜迎了不少高学历的医生,只是在这些曾经让多少人敬仰的学历名头里,本当给人带来的震撼却越来越少。各样的文凭与水平相左、技术与常识背道、专业与思想阻隔,外科临床博士不会做胆囊手术,肝胆外科博士后只能在病案室整理病历,心内科博士后在各家公司的商业学术推广上传讲着"洗脑化知识",却很少带来实用的临床案例,更在抢救重危病人时显出那手足的无措……回头再看时,多少本科学生仍旧毅然决然地放弃大块临床实习时间，潜心书本，努力考研，不为别的，只为那文凭。只可惜，数年拿个文凭回来，却不识得"望、触、叩、听"，以及如何决策医疗行为，如何动手开刀。头脑里盛满了医学的知识，心里边却没有医疗的真道，没有患者的需要，手头上更没有合用的功夫。

说到这里，并不是鼓吹读书无用，若大家这样理解，就真是笔者的大过了。古人有云："书中自有黄金屋，书中自有颜如玉""万般皆下品，唯有读书高"。其实从这些个古训里，不难看出整个民族对于读书的功利心态。父母为了不让孩子输在起跑线上，从幼童始，就让他们读各样的课内、课外读物，搞得孩子不堪重负，以致埋下"畏书"的心理阴影，以及错误的功利读书观——读书就是为着"名与利"。于是十几二十年的书读下来，无论这"名与利"成就与否，继续终身读书者，转瞬间变得寥寥起来。

再来看那"勤奋"的十几二十年，从幼儿到懵懂少年，本当是一个可以让孩子从玩乐中寻找、培养兴趣爱好的最佳年龄段，一不留心就被"输不起"的父母们，把一生的希望都压在孩子这注定跑偏的"起跑线"上，孩子们那一点点天真、纯情、懵懂的天性与爱好在重重重压下，消失殆尽，满脑子攀比的只剩下因成绩好坏而来的小红花与高低分数。昏花的近视眼镜片下努力寻找着书中各样的"知识字句"与标准答案,到头来只识得"颜如玉"的知识,却未必识得"颜如玉"的实体,个个只会在爱情宝典里谈情,却不识在"颜如玉"面前说爱。这样的满腹经纶高学历,只识在学术的殿堂之上,接受与灌输着乏味的"知识字句",自己艰难地啃下那骨头,好一阵过去,3年抑或5年,出来的还是那骨头(而不是"钙片")。

只会在知识的应答上头头是道,却在风云变幻的实践中不辨东西,那又有何用? 就医学专业而言,有些医生遇到不按书本规矩出牌的疾病与患者,即刻就显出那知识与学历的无助与无能来,那将如何面对那无常的病情变化? 那病情变化哪里是那文字、那书本所能表述的。可见缺乏兴趣与爱好的文凭教育,注定只能培养出只识得"做知识与文章"的学术机器。

这样,我就在想,是学历与文凭成就医生呢,还是患者与疾病成就医生? 我们成天在书本中研究疾病,讨论文字上的病因、知识上的病理以及没有情感的症状与体征,全然不把那疾病症状与体征呈现出来的患者放在心上,这是不是本末倒置? 想想那些将临床实习都放弃,只知潜心研读医书,考取医学功名者,最终又都在临床的实践中被淘汰,答案不言自明。临床当回归临床,这是驳不倒的理,实践起来,怎么就这么难呢？

医学是一门实践性非常强的学科，所谓"是骡子是马，拉出来遛遛"。很多技术的习得与临床思维能力的建立都必须在临床的实践中获得，同时又离不开临床老师的经验指点。医学同样是一个明显具有"师带徒"特性的学科，一个高学历、少经验的高文凭者在进入临床后，若能带着谦卑的心态还好，这样或许还可以得到那些临床经验丰富只是学历不高者的指点，但若带着傲慢而来，结果是可想而知的，想要本来就有防范心理的普通学历者"传、帮、带"，怕是门都不会有。

我们学习、求知、生活的动机是什么？尤其是我们做医生的。是想学点知识呢，还是想掌握一门技术，并用爱心帮助患者？遥想个人初为医生时，为了学习与掌握技术，从来都不曾计较休息时加班与上下夜班，因为很多经验的取得，大都在八小时之外，在夜里或下夜班的时候。上班的八小时内，你必须完成你当做的工，或者说，填满你当填的坑，撞响你必须撞的钟。而在这坑与钟之外，对更美好宫殿与天籁的遇见，就只能是在八小时之外的锤炼与苦修当中。八小时之外只识宴乐与高枕者，很难想象能成为一位良医。

是生命意义本身出了问题，还是教育使生命意义出了问题？对生命意义的认知，离不开社会大环境的引导。在知识与文化间、文凭与能力上，一切都离不开利的诱惑与引导，所谓"利诱"就是这个意思。利己本无可厚非，完全要看社会风气如何引导，是引导"利人者利己"，还是引导"损人者利己"，这就是一个社会大环境的问题。当文凭本身可以获利的时候，追求一纸文凭就成为必然。相反，若以能力为终极考核目标，相信对能力打造与磨炼的追求也将成为学习的真动力，个人实践能力的潜心培养也必将获得重视。通过合理引导，重树行为动机，我们才有可能走出黑暗进入光明，活出生命的真价值。

至于在真文凭（众多假文凭不在此列）的获得与能力的建树上，哪一个更容易呢？

医学并不只包含科学

医学当是一门综合性学科，我们不能狭义地认为医学就只有科学。从其起源追溯，医学离不开巫术、哲学、神学及一切与人文相关的科目，科学只是其中的一个组成。过度强调医学的科学性，必然导致其医疗行为的跑偏。更可怕的是，当其披上科学外衣，再走向市场化的时候，过度检查与过度治疗的医疗噩梦就开始了。

谈到过度医疗，国内如此，国外也不例外。我们总是先整出一些先进的仪器设备，然后满世界寻找和建立"可以干预的依据"，导致临床上部分干预都不知道"是患者的需要还是医生的需要"。相信多数患者的选择理当基于"能不干预，就不干预"的患者需要原则，当这一原则过渡到"能干预，就干预"时，已然成为十足的医者需要，也可以说是市场化后的"医疗需要"。

曾经遇到一位近 80 岁高龄的患者，因肾囊肿拟外科手术，要求我们心内科会诊评估手术风险。会诊结束后我顺便问了患者为什么要做这个手术，是不是有什么不舒服。"没什么不舒服，体检发现的，医生说要开刀拿掉。"患者回答我。这个回答让我很是纳闷，也很惊讶。接下来我想了很久，也想了很多，直觉是，这个手术，貌似并非患者的需要，而是医生的需要。

还有一例患者，因胸闷入院，冠状动脉造影提示一支冠脉有 70%~80% 的狭窄。告知患者后，就在狭窄部位放了一枚支架。遗憾的是，术后患者仍感胸闷，于是找到医生理论。

从这二例患者的身上我得出，对于辅助检查出来的阳性，医生在干预前应当做足以下几点。1. 明确患者有没有症状或预后需要。2. 有症状者，要仔细鉴别症状与阳性辅查结果间有无相关性；无症状者，则要鉴别这个阳性结果是否会影响到患者的预后。3. 认真评估"干预还是面对"。4. 决定干预时，应当明确选择什么样的干预手段，以及不同手段的利弊，且当切记的是，临床除干预外，还有一种手段叫"面对"。

当时刻谨记，患者是来看不适症状的，不是来看什么辅查结果阳性的。因此，当阳性结果出来时，当"睁只眼"看结果，"闭只眼"深入思考。思考要点在"主诉症状与阳性结果间有无相关性"。并当谨记，任何检查与治疗当是患者的需要，而绝非医生的需要。这点，医生当反问自己，患者也当学会反问自己。医学科技的进步，绝不能成为医疗"挖掘市场"的手段与帮凶。医与患都当从盲目的"科技崇拜"中醒转回来。

回顾过去的百年，在科学技术突飞猛进的浪潮中，现代化的诊疗设备和药物可谓目不暇接。医疗技术的现代化在一定程度上改善了人类的健康状况，其本身无可厚非，但若背离"科技以人为本"的基本原则，完全把病人当成一部待修的机器（医患都当明白，在这个工场里，永远都不可能提供原厂的配件，甚至连维修的工具也是粗糙的），科技的进步便会让医、患乃至整个人群，都沉浸在"先进仪器设备和药物保障健康"的现代迷信之中。这种"医学异化"现象，带给我们的不一定是健康幸福，而是不一定有效的"新药"、不一定必要的手术和一定昂贵的医疗费用。而这些依然并广泛存在的"药"，告诉我们一个事实：人们实际需要的并不是什么"治病"的药，而是

"定心"的丸,名叫安慰剂。

电影《心灵点滴》(又名《妙手情真》)里,亚当医生如是说:"医生不就是帮助他人的人吗？'医生'这个词从何时起变得含有尊敬之意？医生从何时起变成不只是患者的一位值得信任、学识渊博并会对其进行探访及治疗的朋友？"

医学科学能力有限,这是不争的事实,就说我们常见的病毒感染,无论其自生、自灭(如自限性的感冒、腹泻),甚至致死(如非典),我们的医学科学能做点什么呢？我们能做的似乎只能是减少和尽量控制并发症。当年那包医百病、被抢断了货的"板蓝根",充其量也就是无助时的安慰剂,学界对这个羞于启齿的"良药",也只当作是茶余饭后的笑谈。还有那慢性的心血管病综合征,在针对该疾病的极有限的治疗方法中,也多是些治疗性生活方式的改善(戒烟、运动、控制体重、低盐低脂多蔬菜饮食),以及对危险因素的早期干预(控制高血压、高血脂、高血糖)。支架没有解决根本问题,起搏也没有解决根本问题。因此,我们需要重新认识医学科学的有限性。北京大学王岳教授说:"医生最大的使命不是治病救人,而是尽可能减轻患者的痛苦。医务人员最大的敌人不是疾病,而是自身心灵的冷漠;医务人员最重要的本领不是诊疗技术,而是如何与各色各样人沟通的能力。"

是的,医学的科学意义十分有限。但是,纵观、横看当今各大医学院校,无不将医学仅当科学来教、来学、来研究,这与医疗现实间的差距是何等的巨大。临床已然演变为重躯体、轻内心,重辅查、轻症状主诉,重干预、轻安慰帮助的工场,结果自然成就了诸多的临床异象:胆结石切除了,只是右上腹痛还在;冠脉支架放了,胸闷仍存在;早搏少了,人却没了……辅查一旦"阳性",就挥起"干预"的大棒乱打,不会冷静、淡定地分析"主诉症状与辅查阳性结果间的相关性",更缺少判断"生理性老化与病理性重构"的智慧。我们能面对看得见的"头发白了,皮肤皱了",却不能面对看不见的"动脉硬化,骨质增生与心脏早搏了",这是为什么呢? 这些通过"先进科技"查出来的"病",往往都不是"病"出来的,临床干预前理当三思再三思,毕竟医疗的干预是把双刃的剑。尽管如此,就是本当"临(到)床(边)"的临床也早已不再临床,更多的是"临到"实验室、电脑旁与病历的"编(着)写"上。口里谈的也常是"高大上"的干细胞、基因与转基因、CT 血管造影与 MRI 等,逐渐淡去的是患者的真实感受、症状鉴别与"望、触、叩、听"这些最基本的语言与肢体的亲密交流。患者不再是"有尊严、有思想的"人,而是变更为一堆物质堆砌的有机体,在科学里论证,在实验里

被误解的医疗

翻新。

　　医学人文关怀的需要其实大家也都知道,各医院的墙头也不乏"以病人为中心"的标语。那么如何才能将医学人文关怀落实到实践,服务于病患?我们一直没有找到一个"可行的、好的"方法。2001 年美国哥伦比亚大学医学院的丽塔·卡伦教授提出"叙事医学"[1]这个新名词,旨在努力探索一条将医学人文落实到临床实践的新路径。十多年过去,病患有关"疾病的叙事"依旧滔滔,只可惜,医者惦记的总还是离不开"病史编写"的那点规范。从"叙事"到"记录叙事"丁点儿的距离终究阻隔在"规范"与"编写"上。现实是,我们的医学教育和再教育都非常缺乏这一相关内容,热衷的终究是科技进步带来的耀眼炫光。胡大一教授倡导医学人文落地,但在实践中我们却缺少使人文落实到临床的具体方法。然而,采用医学叙事的方法,就可以在临床实践中把具体的人文的关怀和感同身受的情结,直接传达到病人的内心,既有利于患者身心的健康,也有利于医患对立关系的改善。

---

[1] 把文学叙事的技巧应用到临床实践中,有利于临床医生在疾病诊疗过程,以及病历书写时能够认真地聆听和记录与患者有关疾病的故事、诊疗过程的故事,促使医者能够对患者的疾病苦楚达到感同身受。

　　既然我们认可医生最大的使命是"尽可能减轻患者的痛苦，增进其生活的品质"，那么，何为患者最大的痛苦？其实，这痛苦主要由两方面组成，一方面是疾病本身引起的躯体不适，另一方面则是由疾病引发的心理苦楚。就这两方面而言，很多情况下，心理的苦楚远甚于疾病本身。国人有云"哀莫大于心死"，就是这个理。

　　多少学子，因着家人、朋友被疾病所困，于是立下志向，长大做医生。满以为做了医生，就可以救亲人于病痛、于苦难，然而，在自己真正做了医生后，在看到一个又一个的患者从自己的病床上被抬走，甚至自己的亲人也不例外时，多数医生仍未能思考，自己做医生究竟给自己和亲人带来了什么样的益处。当作为医生的我们躺在病床上，我们不也是同样地"有病乱求医"？说"乱求医"，同事不认可，认为"自己做医生，至少能够找个好医生看病"。是的，找个好医生看病，那么什么样的医生能被称为"好医生"呢？当今医界，懂得怎样去处理的不少，而懂得怎样不处理的可能就不多了。放眼看看各样的教育与再教育，无不充斥着"诊疗进展"，多是告诉你"当如何处理，怎样检查"，鲜有告诉你如何去帮助，如何去安慰，如何去不处理。我们太自以为是，全然不知道这档子事，医疗干预陷入"按下葫芦浮起瓢"的窘况却浑然不知。个人认为，现今做医生真正最应该做的莫过于尽可能地去规避"不必要的检查与治疗"，以避免次生医疗相关损害，也就是"医疗双刃"的伤人一面，而不是只知道如何处理疾病。这样看来，现实与当初做医生的初衷相左了。

是的，我个人向来不认同国内关于医生"白衣天使"的称谓，因为医者是实实在在十分有限的人。这些"天使"在自己或亲人患病时，不也是漠然地"有病乱求医"吗？他们在面对实施在自己身上的干预时，往往也是一脸的茫然，全然是摆在其同行的"案板"上，任其主宰。中国人常说"靠山吃山，靠水吃水"，可就是医生群体从未能享受"靠医吃医"的优势，相反他们只会更惧怕那药的"三分毒"。

从人性有限自知看医疗之局限性

随着网络科技在虚实间的迅猛发展，"低头"已成为现代网络"文明"的标志性姿势，无论躺着、坐着、站立着，还是在路上、车上、饭桌上，"低头"总是主调。为什么要低头？因为想知与要知的，都聚焦在这5.5寸屏上。我们以为能知身边事，天下事，不曾想，知来知去，不过是"巴掌大地方"的事，只听得一声吆喝：小心阴沟、小心杆。回过神来，才发现这巴掌之外才是真世界，环顾四周，举目望天，方知人之渺小。

在"知"的问题上，我们乐此不疲地探知周遭的事，但总之都是些不关自己的事,于是乎,知彼易,知己难。我们孜孜不倦地知彼,却鲜有人努力着"自知",少了"自知之明",更少了内心与内在的自省,以至于说出来的一些话难免就不那么像人话,行出来的事,更让人感到是那样不自然。

　　人性陶醉在对自然肤浅的认识上,蒙蔽了双眼,却不知在对自我人性的认知上是何等苍白。网络化、云平台等各种各样超乎想象的模式层出不穷,一键下去,无论远隔几万里,仿佛都近在咫尺。仿佛,没错,仅限于仿佛,咫尺之间,不过是没有气味、温度与肌肤质感的二维屏幕,近了,却仍远着,远着,又实在近了。在各样的假象中,迷失的不只是我们的双眼,更是我们的心志。网络盛宴满足了我们二维的视、听觉享受,但嗅觉、味觉、触觉、温觉、冷觉、痛觉等统统被忽略,对此,我们浑然不知。更可怕的是,硬要将那以安慰、帮扶为本的医院搬上网络云端。真不知是"医院"这词泛化了,还是医院的本质功能转化了?又或是"网络市场"借医疗之名行谋利之实?医疗本身绝非如此,无论传统医学的"望、闻、问、切",还是现代医学的"望、触、扣、听",都不可能仅凭这二维的视、听两功能。未来如何?通过机械臂?温感器?互联网?物联网?这些个属物质的玩物,无论你怎样演化,终究归属物界,又岂能参透人性独有的意志、心理、良心与良知?

"人贵有自知之明"，就是要告诉人们，"自知"这件事，可以使人得以为"贵"。

那么，我们究竟需要自知些什么呢？

最重要的是人的有限，这是第一位的，我们能领悟真理，却不是真理的本身，我们能明白意义，却又时常忽视那意义中的意义。

其实在自知这件事上，人类是不可能做到"绝对自知"的。正如没有一位医生能够知晓他明年会得什么病或因为什么病而死。就是最杰出的科学家、哲学家，无论他怎么推算与演绎，都无法知晓其大脑中正发生着怎样的生物与化学的反应。所以，在自知的事情上，每一个人都是在相对的过程中与有限的程度里面。

前段时间，微信中热传着一篇题为《美国哈佛大学医学院40年的观察结果：越是高饱和脂肪、高胆固醇的饮食方式，体内胆固醇水平越是健康》的文章，强调胆固醇无好坏之分，引起血管内皮损害的罪魁祸首是炎症，胆固醇的内皮下定植是因为氧化。由此认为，解决动脉粥样硬化问题的关键应放在炎症与氧化这两个主要环节上，而炎症与氧化均与不健康饮食息息相关。

本人在转发此篇文章时特别强调："科学本不是真理的本

身,不过是一个不断追求真理的过程而已。对于科学本身,我们不可不信,不可全信,更不可盲信。"在转发评论里,友人质问道:"说说,调脂药为什么有效?"我回复道:"今天叫它调脂药,明天又该怎样叫?他汀就是他汀,有效就是有效,只能叫'他汀有效'。"正如当年的"抗心律失常药"到今天的"具有电生理作用的药"一般。人们总希望透过各种现象去看本质,却从不曾深问本质的本质究竟是什么。有限与过程中的人,想着无限与终极的果,应了那句"人类一思考,上帝就发笑"的犹太格言。

关于医疗的意义,我不敢妄议,现代医院在建立之初,相信更多是为了满足患者心理的诉求、依靠、寄托以及对病痛躯体的照看。医疗的本质过去这样,现在也不过如此,只是随着医疗大步走向市场化后,市场化的促进与发展带来了相关产业的突飞猛进。在这猛进的高歌中,究竟有多少是为着患者需要而来的,相信更多的无非是产业利益的驱使,"利"字当头,泯灭人性、人本、人格。改革开放以来,尤其是市场化医疗改革的二十多年里,中国的医疗行业不断发展壮大,那制药企业更是无限增长,各样的"新药"层出,不过无非都是些古方"新制"的成药,而针对现代真实意义上的新药而言,国人除 19 世纪70年代青蒿素发现之后尚无零的突破。足见，医疗"繁荣"的无非是一个市场而已，医疗本身则如皇帝新装般自我陶醉在另一片"过度"的"繁荣"里。如若古代医学圣贤有知，也都不知当如何感想，"旧人哭，新人笑"想必就成了写照。

另一头，"有病"的患者依旧是忙乱着四处求医，从东家至西家，更在繁荣经济的蛊惑下梦想着长命百岁。相比于市场化医疗起步的1992年，2014年卫生总费用增长了32倍，同期个人现金卫生支出却增加了120倍（数据来源于"国家数据"网站）。个人负担之重，从侧面也反映出人们以为现金可以换生命，只是老天从来就不曾如此想过。在个人支出无限拔高与有限的医疗效果相互矛盾的现状下，打砸医院、砍杀医生就在所难免。

中国科协名誉主席、北大医学部主任韩启德教授在其报告中这样写道："我们现在的医疗出了问题，不是因为它的衰落，而是因为它的昌盛；不是因为它没有作为，而是因为它不知何时为止。"这就是一位医者的自知，医学不过尔尔。是时候让医疗回归到有时与有限的治愈、总是与常常的安慰与帮助之中，让健康回归到健康生活方式里。

谦卑下来,认清医者能力有限

某天门诊,一位70多岁的老太太破门而入,她挂的号是27号,嚷嚷着要提早就诊。在征得其他患者同意后,老太太打开了话匣子,说自己生病是因着别人对她的"诅咒",只要一想起那些"咒语",就特别害怕,特别难受。头痛、脚麻不一而足,以恐慌、害怕、胆子小为甚,要求开些能使之"胆子大些、不再害怕的药"。

我心里在想,这老太太反复强调胆子小,可一上来就要求插队,完全不顾及在等候的20来号人,怎么说都算不上胆子小。

老太太被"诅咒"所困，希望在医院里找到灵丹妙药，好医治那胆小。只可惜，这哪里有什么"叫人胆子大"的药，我只开了些黛力新给她。在她反复询问这药能否使其胆子大以后，我倒开始胆怯起来。

看来，老太太是分不清物质与精神的。相信很多的民众也如此。这样，人们往往就把希望寄托在同样有限、理性多于感性的医生身上，把医者"神化"。患者带着各种无论是身体还是心理的不适，来到医生的处所寻求帮助，殊不知医学是有限的。

无论是政府"白衣天使与救死扶伤"的宣传，还是民间无助时的盲目崇拜，医者，万不可盲目自大，迷失在"天使"的圈套里。想想自己在被病痛捆绑时的无助与"有病乱求医"，以及家人在病榻上时自己的捉襟见肘，你还能有几分底气"手到病除"？人啊人，医啊医，大夫的称谓本是一种尊敬，原非医者配得，在相互尊重的语境下，你本当立刻谦卑下来，认识到自己能力有限。

看看一个市里成十上百、省里成百上千、全国成千上万的"继教"，岂不是癫狂！从知识传播全然过渡到自我宣传、大搞排场、名额摊派，为的都是"要面子、给面子与撑面子"，私底下，无不哀叹"劳命伤财"。

医者，是时候当觉醒，用人性的真理，当带子束腰，认清自己，能力有限。认清医疗除涉及躯体，也当涉及心理与精神。医者本体，除了需要装备诊断治疗的知识与能耐，更需要修行属心理与精神的觉醒、悟性、良善的品质、言语与举止行为。如此，才能全方位服务于患者生理的需要，同时满足其部分心理的需求。

如今巫、医貌似分离，只是人们仍然分不清属性，无论是对病痛的理解，还是对"医"的需要。就医者而言，也未曾明晰患者症状与需要的不同，或者根本就未曾理会与辨析同一症状中可能存在的生理、心理需要的不同或者并存。医者能为患者需要提供怎样的满足，基于生理抑或基于心理？可见，医者实当修行，以能明辨两者的不同与本质差异，并施予不同的手段与措施。

想想坐诊医者，往往面子观念笼罩着内心的空乏。"医生，我动脉硬化，当怎样办""医生，我骨质增生，帮帮我""医生，我东痛西痛""医生，我阴虚火旺、内火重""医生，我爹腰腿痛，求你帮他打通经络""医生，给我开些胆子大的药""医生，无论多少钱，救救我娘的命"…… 我要说，医生，你扪着心，仔细掂量，哪一样你敢拍着胸脯、坦坦荡荡地"妙手回春"？

其实，这些所有需要中，哪一个不在物的表象上隐藏着心理的需求——害怕老去，更不想死去，所谓长生不老是也。

针对"讨说法"的不断上演，现今的我往往会在患者就诊或入院的时候，询问他这次就诊或住院的目的是什么，并告知他我能为他做什么，不能做什么，以及可能的利与弊、不可预测的意外情况等。例如针对阵发性房颤患者的射频消融，接受消融后的疗效主要是减少发作，只有部分的相对根治。患者若能接受这个结果，我便建议其行射频干预。但若患者的期望是永不再发，那我便得让患者慎重决策。房颤与增龄不无关系，任何与增龄相关的疾病，在医学尚不能今年七十，明年六十的前提下，万不可轻言"治愈"。

正想到此，病房里传来急促的呼叫，上午刚入院的83岁高度房室传导阻滞老太太需要抢救。（我现今年纪大了，胆子小了不少，每当出现这样的突发心脏意外，总也是伴着惶恐。瞧瞧，临到自己不也开不出什么叫"胆子大的药"吗？）小跑着进入病房，观室颤发作，按压、除颤、肾上腺素等复苏下来，患者渐渐地"复苏"醒来。众家属七嘴八舌不停地追问（或者说怒吼）着："怎么回事？怎么回事？"老老少少的脸上无不谱写着"刚才还走着进来，怎么这会儿就这样"的厌气。翻看病史，得以知晓患者入院时"不接受起搏器植入",我真不知当惋惜,还是当庆幸。惋惜的是,患者入院后植入"起搏",或许就可避免这次室颤的发作。庆幸的是,若"动刀动枪"植入了"起搏"后,仍然发作了这跟"起搏"毫无关联的"室颤",以当下的医患"互不信",你如何给得了家属可以接受的"说法"。

接下来,家属一个劲地要求立刻植入起搏器,我告知:"普通起搏器仅能解决起搏与传导阻滞引起的心动过缓,并不能解决任何快速性心律失常,包括室颤。若植入带除颤功能的起搏器,则需要十多万……"没等我说完,家属便表示:"十多万,能换回生命,值。"于是,我又惶恐起来。当家属有意无意地将钞票与疗效画等号时,医者必须警醒,并做更深入的沟通,告知医学能力是有限的,与钞票多少无相关性。

无可否认,在物质的领域,人类有着无限的追求,盼望着没有病痛,无论是医者还是患者,只是现实从来不曾如我们所愿,那该来的就来,该走的就走。这就是物质界的更替,不曾也不可扭转这"生老病死"的规律。

我们转而追求精神上的慰藉,试图用理性的哲学看破"生老病死"的规律。然而,赖活着的人们,哪里甘愿生命的落幕。人们追求着不死的盼望与生命长存,临了,依旧不甘,空空也如行尸走肉。哪里甘愿,世界这么大,都还没有看够。只是这理性并没有告诉他,世界这么大,与他无干。

哲学对于空乏之人往往是遥不可及的,因此不能奢望他们接受与看破"生老病死"的自然规律。

医疗 —— 患者的需要而非医者的需要

乍看感觉这就是个伪命题,医疗,当然只能是患者的需要,尤其是公立的医院,花纳税人的钱,为纳税人的需要做事,再天经地义不过。纳税人为什么纳税,不就是为了教育、看病、养老有所保障吗? 医者、医疗机构的一切医疗行为都理当以患者的需要为需要。今天我要把这个作为一个严肃的问题提出来,是因为我们现行的医疗行为中存在着太多的"其他需要"。

一次某大型民营医院电话邀请我到其医院坐门诊。我告知："我个人看病原则是尽可能地以患者需要为需要。针对门诊很多患者，我是不开药或少开药的，检查也只有'必需的'才会开具。这是我坐诊看病的原则，我不会因为你们聘我，给我较高的诊金，就做出背离个人行医做事原则的事。"当我再问："你们还打算聘我吗？"对方的热情骤然消失，答复道："这样的话，我要重新请示一下院领导。"一周过去，事情也就这样不了了之。

其实，说医者不明白这个道理，感觉就是在玷污这个行业从业者的智商与记忆。各家医院墙头都少不了一行"以患者为中心"的标语，医疗相关的各种"宣言"中无不论及医疗行为当以患者需要为需要。可见我们深知这样的原则。只是在落实的过程中，往往陷入了"我想做的，我不去做；我不想做的，我倒去做"的苦恼中。更可悲的莫过于那些连这样的苦恼都不曾有的人，以及那些敢于挑战死亡的堂吉诃德式的"英雄人物"。显然，只要医疗机构仍然以各项经济指标考核医生绩效，"以患者为中心"也就只能演变成一种言语的腐败。

那么，临床实践中如何才能真正彰显出"以患者需要为需要"这一基本的医疗行为原则呢？个人认为，只有努力坚守医疗行为的四个基本伦理原则：不伤害原则、有利原则、尊重原则与公正原则。

在这四个原则中,我把"不伤害原则"放在首位,就是想提醒自己,在执业过程中,首先要警醒的是,医疗行为可能会带来伤害也必然会带来伤害,对那些可预见的"必然带来的伤害",医疗干预前,我们当做足各样的利、弊权衡与预案,尽可能规避那些可预见伤害的发生。"是药三分毒"绝不能成为放任"可预见但不可避免伤害"肆意发生的道德托词。

所谓有利原则,就是我们的医疗行为必须增进患者的现有利益。在这个原则的把控上,由于社会文化以及生命价值观的多元性,分析与掌握患者的利益取向就变得异常困难。医患在同一个价值观前提下,问题就容易解决得多,若两者存在价值观冲突,医生就需要根据具体情况并结合患者的价值观进行权衡,择优选择医疗行为。例如针对高龄急性心肌梗死患者的急诊血运重建治疗。如果我们只给患者介入干预的选择,医者会因"时间就是心肌,时间就是生命"而着急,患者与家属则会因"年纪这么大了,能否承受介入干预的风险? 还有介入的必要吗? 家中拿主意的还没有到"等而纠结。此时,我们就要结合患者与家属的顾虑,适时地给出溶栓方案的选择。努力做到医患之间的充分沟通与协商,这对最佳治疗方案的选择是十分重要的。尽量做到有利与不伤害原则的最大化取舍。

　　若医患间有着共同的价值观,在患者纠结时,我通常会换角度思考,简单地告诉他,我会怎么选。若判断价值观相左,则不建议使用,否则就有"道德绑架"的嫌疑。因此,作为医生,考察病人的价值观对于协调医患立场是很有必要的,这也有利于避免医患冲突。

　　当医患价值观相左,立场冲突不可协调时,医生就应该尊重病人的自主决定,这就涉及医疗的尊重原则。此原则不涉及文化、信仰、价值观,是最为人本的原则。在这一人本原则的指导下,作为医生,我们的工作只能是积极主动地提供各种有利于病人做出自主、理智选择的信息,比如尽可能准确的诊断,清晰、明了的诊疗计划,并用通俗易懂的语言做出言简意赅的病情与治疗方案的解释等。我通常会尽可能地用患者听得懂的方式说明。在急性心梗患者为血运再通策略与不确定的预后问题纠结时,我时常会说:"你现在心脏的一部分心肌,根据现有的证据,就好比一盆我们养的花,正面临着因缺水而死亡的风险。这种情况下,我们首先要做的事就是给花浇水。浇水后不一定能存活,但浇水是可能存活的首要保障。"

　　医生提供的信息,是病人做出决定不可或缺的主要依据。若我们用非常专业的语言或术语进行医患沟通,一知半解的患者及家属如何能做出决策? 因此,医者必须以患者能够理解、听得明白的方式为他们提供充分、详细的病情信息与干预原则。我个人喜欢用患者容易明白的生活事件或生活故事做类比，以利于患者与家属做出符合其生命价值观的医疗选择。这就是医生尊重患者自主决定的具体表现。

就医疗公正原则而言，主角显然当归于制定医疗政策的主体。作为"触摸心灵"的医务工作者个体，这里只想针对医者能够触及的微观医疗资源上。受传统文化价值观中的亲情与人情关系的影响，部分医者会不自主地将患者按社会角色进行划分，然后给予不同的对待，甚至分配不同的诊疗机会，从而使医疗行为变得不公正。这也成为医疗行业"红包"现象滋生的温床。为医者，应当警惕这一文化在医疗行为中的渗透。

设计一个个体化的治疗方案，既要"生物医学"的广博知识，又要根据"循证医学"所提供的证据，再结合医师个人的医疗经验，还要重视患者的心理因素在疾病发生、发展和治疗过程中的影响。（强调个体原则，就是强调重视个体化需要的不同）医疗方案形成后，再用通俗易懂的语言给患者做充分解释，分析利与弊、收益与风险、并发症与后遗症等，以利患者做出符合其价值观的"合理"选择。医生在提出治疗方案时会有个人倾向,但应避免单纯根据医生的好恶来说服患者,当警醒自己"医疗当基于患者的需要"。

医者需要还是患者需要这一问题很复杂,有时难以判断。应该指出,所谓"医者需要",有些涉及利益与道德问题,有些是学术认识问题。这就要求政策要有合理的利益导向,医者也要不断提高自己的医德修养,了解医疗发展动向,深切领会患者的心情和对康复的要求,最大限度地做出并践行符合"患者需要"的医疗方案。

这样看来,这绝不是什么伪命题,而是一个实实在在的严肃话题。若把考核一个医者的业绩完全聚焦在他个人能创造出多少直接的经济价值上,又如何能引导医者的医疗行为完全基于"患者的需要"呢? 这里边就涉及决策层制度设计的问题,重点在于如何把"以人为本"这个普世的价值观落实到真真实实的制度设计与制定中去,而以这个为本的人,不只是患者,同样包含医生。因为医生也是人,也有人性的利己本能。只要医者、医院利益捆绑在医疗盈利上,就很难想象能够完全做到真正的"基于患者需要"的医疗。

可见,既不回避医者人性,又不回避患者利益,这就必须设计出一个引导与考核医者业绩回到患者需要与利益最大化上的制度。也就是说,要深入分析与明辨不同"需要"的机制性原因:公立医院缺乏公益性,政府投入不足;医务人员不能通过自己辛苦的付出得到合理的、有尊严的报酬;医疗收费制度严重"脑体倒挂",常常若严格按收费行医,工作人员劳动力成本都难以维持,更不用说一些间接成本,如房租、水电、物业管理等。

　　你在为患者制定治疗方案时,得先问自己是根据"医者需要,还是患者需要"。在某医疗机构欲聘用你时,你同样要坚定,这是"基于患者的需要,不是基于诱惑患者的需要"。很多医院的墙上总会不时地"闪烁"着一些名医的"光芒",而世界医学会制定的《国际医学道德守则》明确提出:"登广告宣扬自己,一律作为不道德论。"

第三章

积极面对，让我们回归医疗的初心

国际患者安全目标

在学习与努力实践 JCI 标准过程中，我深深体会到，贯穿JCI 标准始终的无非八个字："患者安全"与"患者需要"。在"以患者为中心的标准"项下，"国际患者安全目标"被列为评审首要目标，要求参评医院所有工作人员必须掌握，并有"一票否决"的最高权威，可见努力达成"国际患者安全目标"才是医疗行为的重中之重。

是的，相对于患者需要，医疗安全明显是外添的，尤其是一些与患者直接需要不相关的安全问题，如患者识别漏洞，危

被误解的医疗

急值疏漏，高危药品警示，手术部位标识，院内感染，跌倒问题等。相对于医疗"必需"干预可能出现并难以预测的副作用与并发症而言，这些"外添"的安全问题，更应当积极防范并努力加以避免。

何为"国际患者"？单单"国际"二字，就摒弃了种族、地域、肤色的差异，同时也使得个体与个体之间摒弃了贫富、贵贱、强弱。医疗过程中看到的就只能是生命——医院管理者、从业者以及就医者基于同类的生命，包含身体、心理与精神等生命气息与需要的生命。这一看似带有明显政治色彩的词汇，现今用到患者身上，实则就是人类普世价值在医疗行为中的具体体现。JCI 标准的章章节节，无不渗透着人类普世价值的观念，如平等接受治疗权、隐私保护权、表达痛苦权、拒绝与放弃治疗权等。

标准将"安全"置于"需要"之先，主要是针对一些"外添"的医疗隐患，医疗机构通过努力，是可以最大化降低或避免的。而对"医疗需要"可能带出来的"医疗伤害"，若能秉承"能不做，就不做"的"医疗不得已"原则，相信就能最大限度地减少。医疗"能做的——治愈——不多，能给的——安慰与帮助——却很多"，医疗无非是努力为病痛机体提供一个"由外到内"的可修整"环境"，方便机体自我修复。医者能做的实在是有限（限于"有时在治愈"之中）。所谓"尽人事，听天命"，

84

莫过如此。现实中"患者需要"的满足与否，更多地体现在医疗服务的"安慰与帮助"质量上（多数医患纠纷的导火索也在于此），如 JCI 标准涉及的"可及和连贯的患者医疗服务、患者和家属的权利、患者评估、患者的医疗服务、患者及家属的教育"等部分。标准实实在在地量化了这一需要与服务。

基于医疗现实，为确保医疗安全到位，JCI 标准制定了"国际患者安全目标"来约束与规避患者在医疗机构中实际存在的各样不安全因素。至于与医疗行为相关的直接医疗安全性，如何最小化，正如前述：只能在"最大限度地减少不必要医疗干预"上下功夫。答案并不在 JCI 标准之中。

JCI 标准在展开的各个章节中，无不以患者安全、需要与权利为主线，将整个医疗行为的过程完完整整地置于"患者本位"之上，彻底抛弃"市场化医本位"心态。医疗行为、场景设置、设施配备、通行便利……均基于患者本位的立场去考量，这就是 JCI 标准，将"以患者为中心"的口号，实实在在落地成为可实践的细节，要求那些意欲通过 JCI 标准评审的医疗机构，必须从医院文化建设、从医患本位角色调转上下功夫。

一、增进有效沟通

强调要避免"背景噪音"，因为这噪音"可能阻碍清晰地交流重要的患者信息"。JCI 标准看到了这样的细节。沟通时的"背景噪音"着实让人担心，看看一些科室交班与病例讨论会就可知晓这"背景噪音"的严重性。由于条件限制(或者说"条件"设置欠合理)，交班场所时常存在住院患者与家属、随访与门诊病人的咨询与穿梭现象。同时，也存在医疗组内、组间个体的交头接耳，人们畅快地交谈着各自的"重要事项"，任由交班护士与医生"撞钟式"地在那里"独白"，以完成交班任务。之前科主任以"尊重交班者"为最低标准要求各位医者安静些。现今，科主任可以名正言顺地要求各位"保持安静"并"竖起耳朵"认真聆听，以满足"增进有效沟通"。感谢 JCI 标准带来的人性约束，并盼望大家不限于字面上的"增进"，更应深入到行为增进的精义中，医疗沟通时，无论说的、听的，务求全神贯注，安静有效。

二、正确识别患者

规定不可以将床号、楼层、科室等地点作为身份识别，因为患者可能存在换床与转科的情况，而应以患者姓名加其他一项个人的专属号码作为识别。呼喊患者姓名相对于那种直呼"七床、八床"于医者是识别身份，于患者则包含着一份尊重。正如医疗中的各种体格检查，于医者，力图获取一些阳性或阴性体征,于患者,感受的却是一份关心与温暖。前提是医者得先暖和起自己冰冷的面庞、内心、双手与听诊器,并注意到患者的保暖与隐私保护,并将这一份关心融入每一个细微的肢体动作与语音、语调。医疗的爱在于克己,甚至于舍己去爱那病弱的、卑微的、残缺的、"不可爱"的个体,以患本位的立场正确识别患者、接诊患者,使之在医疗的过程中感受到作为个体的人应当有的尊重。

受尊重是每个人的基本权利与需要。某日,一位实习同学走到我办公室跟我做结束告别,临了,给我提了一个意见:在科室两周,感觉到老师们都还不知道自己的名字,老师们总是叫着"那位同学,这位同学",很不是滋味。实习同学如此,病弱的患者何尝不是如此。

三、防跌倒

除针对患者的跌倒风险评估外,更要防范所提供的医疗服务上存在的跌倒风险,如置患者于狭窄的 CT、MRI 检查床上,对一些躁动患者,这一风险是极大的,个人总不放心让患者独自待在床上。还有现在开展的康复项目,一些运动器材的使用上,应该做到防患于未然。其实在 JCI 标准的要求上,同时强调了对"提供医疗和服务的环境进行风险评估和定期重新评估",并在可衡量要素中,再次强调要对患者所处的"情境和位置"进行评估以及风险防范,同时警惕一些防跌倒措施(如一些约束或制动措施)本身可能带来伤害,如皮肤完整性的破坏。这样就要求医疗机构要时常评估"限制"措施是否适当,是否会因限制给患者带来伤害。

老年人群显然是易跌倒高危人群,对老年人群的医疗警示,相信绝非仅限于跌倒。老年个体存在着的生理性的脏器与肢体功能退化,骨关节、肌肉问题,视、听与共济平衡问题,都是躯体易跌倒因素。

正如跌倒风险评估一般,识别后又如何? 医者能做的不过是加强一些有限的预防措施,更多的则是尽到告知义务。然而对生命状况的风险评估,高龄无疑是最为直观,也最为实实在在的预后不良因素。因此对高龄患者的一切医疗行为,更要重视行为结果本身的不确定性,谨慎医疗,强化告知。自我三问"为何做? 为什么要做? 能不能不做?"若答不上来,建议先选择不做,毕竟,医疗针对患者,当是"能不做就不做"的需要,医者也应谨守这样的需要原则。医疗当以爱为出发点,关心、安慰、扶帮每一位病痛者才是医疗之本,有限的干预效果也应仅用于有限的个别情况。故此,医疗干预行为前"三问三答":为何做? 为什么要做? 能不能不做? —— 为缓解症状而

做，还是为改善预后而为？症状与病灶有无相关性？缓解症
状非得干预吗？干预手段有改善预后依据且证据一致吗？什
么样的干预方式最有利于患者？药物、微创还是重创？同时
别忘了"医疗除干预外，还有一种手段叫面对（针对自限性病
痛以及老化现象）"。

四、预防院内感染

现今预防院内感染的重点在洗手，"两前三后"（接触患
者前，无菌操作前；接触患者后，接触患者环境后，接触患者血
液、体液后）的洗手是有效预防院内交叉感染的重要手段。然
而，在院内感染的预防上不限于医者行为的交叉，同时还要预
防患者由于身体暴露于低温环境所引发的院内感染。患者在
医院接受众多医疗检查与医疗干预过程中，通常都需要将身
体暴露，年老体弱患者在长时间、大范围暴露后，极易引发感
染，从而带来额外不适，甚至不良预后。

某医院一例心力衰竭病情稳定患者，出院前行心彩超检
查时受凉感冒，继而发热、咳嗽，之后发展为肺炎，心衰加重，
最后肺部感染难以控制而死亡。另一例 81 岁高龄患者，疑螺
旋电极右心耳穿孔引发心包填塞转入重症监护病房，探望时
发现患者上半身总暴露在 22 摄氏度的病房环境中，胸部还布

满了黏稠的超声耦合剂,擦了盖好,不多时候再看,患者胸部却再次布满耦合剂并赤裸着上身……

减少不必要的暴露以及暴露时间,避免患者受凉而继发的院内感染,相信更有利于患者。医务人员必须时常关注到各样的细节,尤其在寒冷的季节,以及室内温度相对低时。当你穿着长袖穿梭在病房,看到那重症的患者裸露着上身,能否停下脚步,放下冷漠,花十来秒的时间,为患者挪一下被角。

冷漠最不该出现之地,就应当是在医院里。医疗需要技术,更需要温度、温情、温暖、温柔。一份医疗从业者恒久"爱人"的温度,不知道各医疗单位在招录医务人员的面试环节中会怎么检测。眼缘固然重要,但我想,是否也应当设置环境以便观察应聘者在其行为以及言语中是否带有"温度与温暖",一份属于人与人之间特有的温情。

这又让我想起"情商"这词,现实中早已被易化为"世故、圆滑"的同义词。在这人性的"商"中,若只有"智"与"情"可言的话,这"情"就绝不可能限于"世故与圆滑"之下,更应当具备"爱",唯有"爱"才能够使人发出主动的、带有温度的、无怨无悔的、造就人的言语与行为。最大化"情商"一定是博爱、助人、良善、公义与圣洁的,是能够时不时停下来关注他人的,是能够超越"己所不欲,勿施于人","己所欲,施于人"般爱人如己的，而不是沉浸在自己的小世界里，始终关注个人得失，只做分内之事。选择医疗，终究当以"事业"为念。

在整个JCI标准评鉴价值观里，对人格的尊重，全面地彰显了普世价值观落地在医疗的实践中：如"患者的医疗服务"项下的"为所有患者提供同质的医疗服务"，"可及和连贯的患者医疗服务"项下的"对计划住院患者及门诊患者进行预检，以确定医院的宗旨和医疗资源是否符合他们的医疗要求"，"患者评估"项下的"用本院规定的评估流程来确定其医疗需求"，"患者和家属的权利"项下的"平等接受治疗权、拒绝治疗权、知情同意权……"这些无不彰显医疗尊重个体普世之"公平、正义、自由、人权"之权利，就如前述在"患者安全目标"前冠以的"国际"二字，同样彰显医疗价值观之普世性（国际性），无国界、无种族、无贵贱之平等接受、平等拒绝、平等享有……

最后，想再聊一题外话，就是在正确识别患者同时，也当懂得正确识别患者主诉之来源——是身体的，心理的，还是其他的。

我曾接诊过一位81岁的患者，十来年整日主诉头晕、头痛，之前多次头颅CT未见特殊，某次因房室传导阻滞拟行起搏器植入收入院，之后经历了起搏器植入，并发症抢救，更换起搏电极,所幸最终无不良后果。患者在出院前依然主诉头晕、头痛,我实在是无语,只能告诫老人:你必须谨慎主诉,你再诉,医疗的过度行为就会再次临到你的身上。

作为患者,你可以保持沉默,但你的每一句主诉都可能成为对你进行过度检查与过度治疗的依据。患者,事关自己的健康,请谨慎你的主诉,先自我分析哪一些症状是源于身体,哪一些是源于心理,再回顾是不是还有其他方面的影响。针对主诉的来源,患者、医者都当谨慎面对,作为患者,也不可太任性了。

论医疗的自由与限制

　　医疗行为落实到具体的医疗个体时,作为当事医生,在全面且认真地完成病史询问、体格检查与辅助检查等资料收集并临床分析后,决策并拟实施临床干预手段前,是否也应该给出一块时间,做一个针对干预决策与手段的"time out",问一下自己、问一下同事、问一下患者 —— 接下来的干预手段是否当有些什么样的限制(给"医疗的自由"一个限制)? 如果不干预会怎么样? 把"不"字拿出来进行独立且深入的思考,约束医疗行为,呼应康德名言,真自由当是"想不做就不做的自由"。

　　真自由的医疗行为，理当在限制与约束之下。视患者为己身、为亲人，以能不做就不做的医疗思路，以高度尊重机体自我修复、自我适应能力为准则，鼓励健康生活方式为健康之本，只有在这些大原则、大前提下开展的医疗行为才配得上真自由。那种天马行空，自由地"CT""MRI"，自由地"活血"，自由地"抗生素"，自由地"手术切除"与自由地"放、化疗"……通常都不能称为医疗的真自由。因为，这样的自由久之，就必然使医者成为这"自由"的奴隶。因为，你只有"做"的自由，却丧失了"不做"的自由。真自由必须受到真理的约束与辖制。各位医生，扪心想想看，在你们的职业生涯中，有没有某个病变，内心认为可以不用做，后来做了，并发症出来，又后悔不已的。

　　什么是真理？科学与真理又有什么样的联系？个人认为，真理理当源于内心的纯良动机。就医疗而言，其行为的真理依据，当归于患者需要与患者安全。科学仅是追求真理的一个过程，而非真理本身。现代医学的科学成分也不过希望能用科学化的方法论去探寻生命与疾病过程（发生、发展、恢复或恶化与死亡）的真理所在。科学与科学方法并不是什么真理，而是追求真理过程中一个暂时受制于时间与空间的认知。过程中的东西，三十年河东，三十年河西，永远都不可能具有绝对性。因此，医者在计划将各种科学元素用于生命、疾病过程的干预时，就理当要受到那个绝对界中真理的制约 —— 患者需要与患者安全。

科学如若跨越纯良动机"自由、任性"地发展，就会出现核弹引发人类灭顶之灾或是克隆人引发伦理灾难的可能性。可见，如若动机邪恶，自由滥用，当灾难降临，你就更不可能拥有"想不做就不做"的真自由。科学限于对自然界相对真理的追求，追求就可以无拘无束、不受限制吗？相信大家的回答都会是"No"，因为人类已然看到不加限制的末日光景，于是慌忙制定出"核不扩散"与"禁止生殖性克隆"等国际公约。所有这些，都是对科学自由的理性限制。

在医疗实践中，不受制约的行为，其后果同样是难以想象：导致神经症 —— 想必是最常见的医源性损害之一，使得个人、家庭乃至社会都背负上沉重的经济与精神负担。患者与亲人苦不堪言，四处求医，依然是到处"被自由"地检查与干预着，鲜有医者能在内心真道（或称为"内心纯良动机"）的感召与启示下，说出"你不是查不出病，而是查了没病"又或者"没有器质性心脏病基础，一些早搏不过是身体老化现象，学会面对远胜于干预"……这些是否都应该成为每个医生在给患者进行"科学干预"之前当有的限制？一个始于"不"的限制 —— 行使那"想不做就不做"的自由。

医源性的焦虑、抑郁状态，在临床实践中比比皆是。一些体检出来"早搏"的人，在无限制医生自由的"关心"（抑或是恐吓）下，开始走上漫长的"求医问药"之路。此外，医生对自限性东痛西痛不受限制地"科学解释"，对生理性老化不加限制地"科学探测骨密度"、颈动脉超声探斑块、动态心电图寻早搏、MRI 查无定位症状"脑腔隙样梗塞"，结果自然是一找一个准。老龄化带来的各脏器功能与结构的老化现象，迫使我们在运用医疗资源时要保持谨慎，切不可让这些成为当今医疗市场试图干预(或者说谋利)的对象。故此，我们要保持谨慎 —— 无论医生还是患者。

一切的一切，无不源于无所限制的医疗任性。没了限制，医疗在市场的马力下要裸奔到几时呢？抗生素不加限制地滥用，肿块不加限制地切除、放疗与化疗，早搏、房颤不加限制地射频，"包治百病的黄药水"更是不加限制地充斥着大、中、小医院里的内外妇儿各科。然而早在 1860 年，美国医生温德尔·霍姆斯就曾断言：若能将所有药品沉入海底的话，对人类来说就是一大福音 —— 不过对鱼儿们却是诅咒。突然想起，

20世纪80年代末的"三株口服液"，凭着无孔不入"牛皮癣"式的广告，卖得中华大地无人不知、无人不晓。只是真不知最后出了什么状况，仿佛一夜之间又消失得无影无踪，是否祸害到鱼儿们也不得而知。

如今的医疗，医疗机构与医者如此，其实患者也无不沉浸在一片自由就医看病的"欢声笑语"中。患者自由地就诊看医生，自由地选医院、选医生，自由地诉说着各样的病痛，自由地盼望着医疗机构与医者能够有三头六臂，通过干预，手到病除，哪里还会有就医与诉说的限制。然而，作为患者，你是否知道，你的主诉越多，你受到的过度医疗——过度检查与过度治疗，可能就会越多。

1979年，世界卫生组织就曾呼吁21世纪人类必将发展四大医学：自然疗法、传统医学、顺势疗法和对抗疗法。说到治疗，若不采用"对抗"，好像就未曾接受治疗，又仿佛只有"对抗"才配称医学一般。然而，治疗性生活方式改善为根基的自然与顺势的疗法，想必更符合于机体生态的理顺，"对抗"则是明显破坏机体自身的生态环境。

说到限制，也就是来源于内心深处的自我洞察——扪心自问，其实一切外在的限制，通常都是枉然，甚至会带来抵触。如何才能建立起内心的自省，然后紧跟着限制？突然又感到，尽管"自省"这词貌似中性,却更多与否定的"不"相关,多是针对过往行为的反思,强调以"反"为基调的反向思考。

我们似乎也都知晓,世界卫生组织的健康报告曾清楚地描述到,生活方式对健康的贡献占到60%,而医疗(相信主要指以对抗为主导的现代医疗)对健康的贡献仅占区区8%,此外还有15%为遗传因素,10%为社会因素,7%为气候条件(环境因素)。这样看来,患者若抛开自我健康生活方式的建立并夯实,不充分限制其不健康的生活行为,而是任性而不加限制地放任并依靠那医疗的8%,医疗伤害的灾难就不可避免。如对那些自限性病毒感染的抗生素滥用,对那些无预后价值的甲状腺微小乳头状癌的手术滥切,对那些无器质性心脏病的功能性或老化性心律失常进行的射频消融,以及对各式各样的神经症患者用着同样"三分毒"的安慰剂……

总之,作为患者,切不可对医疗过于盲从与迷信,学习谨慎就医,维护好个体生态;谨慎医疗,学会更多地依赖机体自身修复能力,通过健康生活方式、健康心态建立适应能力。

我们现行的术前讨论,也多限于对手术适应证、手术时机、手术方式等的进一步讨论与确认,末了,也会有手术禁忌证、替代方案的讨论,只是鲜有"如果不做会怎么样?"的询问与思考。故此，强烈建议将讨论的重点放在对医疗的"限制"而非"自由"上：从"不做会怎么样"问起，到有无禁忌证，替代方案如何，再到手术适应证、时机与方式等。其实，这不过是医疗的"理想国"。在那从早"忙"到晚做手术的医生的现实里，能做到和每位患者都进行术前讨论也都是奇迹了。从"自由"到"限制"这样"有所为"式的认真讨论都很难保证，更不用说从"限制"到"自由"的"有所不为"式讨论。中国井喷式的医疗扩张背景下，手术医生的培养却又是一个漫长的优胜劣汰的过程，结果就是在手术量无限增大的情况下，手术医生过着疲于手术的"匠人"生活，哪里还会有什么像样的"术前讨论"（以及术后的认真总结），甚至根本没有真正意义的"术前讨论"，有的也只是那"完整病历"所必需的"文字记录"……现实就是"皇帝没有穿衣服"，但这能怪医生吗？不能，他们在中国医疗的市场里过着跟牛一样的生活，起早贪黑，疲惫不堪，他们没有时间总结，没有时间思考，更没有时间深入到患者的心灵深处，聆听患者的心声与真实需要。术者被"术"拖着成为匠人，哪里还有时间进行所谓认真、全面，无论是"自由"还是"限制"式的术前讨论？

让我们就中美两国顶级医院的人员与工作量来做个对比，你便可以知晓。美国麻省总医院拥有床位 957 张（2012 年数据,下同),共有员工24 500余人,日平均门诊量约0.44万人次(含下属5个社区服务中心门诊量),每年住院病人4.85万人次。中国医学科学院阜外心血管病医院拥有床位962张,在职职工2 906人,2013年收治住院患者近4.8万人次。北京协和医院开放床位2 000张,在职职工4 000余人,单日门诊量约1.5万人次,年出院病人约8万人次。(数据均来源于各医院官网)这样,我们就不难看出,国人用不足美国12%的员工,完成了超出美国的医疗工作量。在这个现状中又如何能让患者体验高质量的医疗服务? 现在还要用JCI标准来要求中国医疗,加上大医院里对文章与"科研"的要求,似乎都要向美国看齐,对此你如何看?

通过上文的工作量对比,我们应该明白中国医生着实不易。人的精力是有限的,他们像牛一样地出力、奔波,术前讨论、科研论文、深入患者内心、感受患者真实需要、双心医学……通通见鬼去吧! 他们就一匠人,流水线上的一个"必须",大小会议上讨论的无非也都是自己如何、如何做得数量大与花样多。只是,创新呢? 创新在哪里? 当然也会披上"患者需要与患者安全"的外衣,但已不太可能会有足够的时间到患者床边去聆听患者的真实需要、真实感受。这就是我们的现状。然而这一切的临到、聆听、洞察与思考都能够为医疗收集到行为

"限制"的信息。

　　医疗，站在患者角度，既然归属"不得已 —— 而为、能不做 —— 不做"的需求（我相信，这应该是每一位患者的心声），医者又声称"医疗当以患者需要与患者安全为核心"，这样无论是从"患者需要"，还是从"患者安全"出发，我们都理当建立起"能不做就不做"并以"有所不为"为基调的"限制"性医疗模式，而非"能做就做"并以"有所为"为基调的"自由"式医疗模式，除非你口是心非。

　　针对医疗机构与医者，我们理当明白，任何自由都必须是要加以限制的，没有限制的自由，往往都是衰亡的开始。我们的自由，最后是要交账与负责的，向谁负责?!

医者的担当与自保

每周三上午的门诊,总是带着惶恐去,拖着疲惫回。在一个极有限的时间内要看四五十号病人,从问诊、查体、开辅助检查单、看化验单、记录、症状诊断、鉴别诊断、对患者解释,再到开处方。当然对部分患者我是不开处方的,仅仅是做一些解释,在这些解释方面,既需要医生的担当,好去安慰与帮助那些"有病"的人,又需要医生学会自我保护。这是个两难的决策,也很难做到平衡。出于本能,多数医生会选择自我保护,如此,患者疾病现况、危害往往会被夸大。只要有人来问诊,医生宁愿说"你病了"也不敢说"你老了"，或说"目前没有证据支持你有什么器质性的病"，或者干脆说"去开点中药调理调理"，好打发患者离去，尤其是对那些拿着体检单来看几个"箭头"的老人。

临床上，时常会碰到一些因着游走性的东痛西痛、针刺样痛、手麻脚麻而满世界看医生的就诊者。他们手里拿着厚厚的阴性辅查单，包里掏出的不是活血丹，就是通心与保心丸，一开口便是滔滔不绝的主诉，翻看病历，记录了各种求医问药。睡眠时间与质量总是会被患者与医者忽略，但凡问上一句："晚上睡得好吗？做梦多吗？"此类"患者"的回答多是惊人的一致："睡不好，合眼就是梦。"医生在主诉、体查与辅助检查完全不对应的情况下，依然不敢说出"不是查不出病，而是查了没病"这样的结论。

我就有这样一位58岁的女性患者，其两侧季肋部及剑突下有交替性"拉住一样"痛，下午情绪紧张时好发，伴手脚发作性麻木，长期吃安眠药，也仅能睡两三个小时，且多梦。近二十年来，她四处求医，做了各种检查，都查不出病来，还花掉了家里十多万元钱，痛苦不堪。可从来没有一个医生告诉她："不是查不出病，而是查了没病。"多数医生的做法是，要么继续查，要么开点药打发病人，或者就是让"吃点中药调理"。当这位患者从我这里得到"不是查不出病,而是查了没病"的结论后,开心自是不必说的,在离开诊室的时候,竟说出:"医生,谢谢你,我要报答你。"我自然不会在意那份报答,却非常在意这份感动。

前不久,一位20来岁的女孩,体检时查出"窦律不齐",被告知要查查心脏有无毛病。在进一步心彩超、心肌酶谱、心肌肌钙蛋白均阴性情况下,仍然被告知"不能确定心脏有没有病"。在我的诊室,孩子一脸愁闷,着急、焦虑都写在中年父母的脸上,一家人都沉浸在这不悦与忧伤之中。然而,在问诊、查体、看过验单等一番程序之后,我说:"我现在非常确定地告诉你,你的心脏现在没有发现什么问题。"女孩及其父母,先是惊愕,后是开心,再之后就是感谢和近乎雀跃着离去。这再一次让我体会到,一个有担当的医生对患者是多么重要。

这样的担当,并非意味着忽略自我保护。医生在跟患者谈话时,有时得有外交家的智慧。我经常会对患者说:"目前没有证据说你有器质性的疾病或损害。"我还会对患者说:"根据你胸痛的症状特征,点状、针刺样痛,数秒钟好转,位置不固定,休息时好发,反而上4楼无症状,再加上睡眠不好,梦又多等,我认为冠心病心绞痛可能性是很低的,而功能性胸痛的可能性会更大些。可先调整好睡眠、心情,再观察一下。当然,你若仍然很担心的话,也可以做进一步的检查。"两种沟通方式,多数的患者会选择前者。

当然,在医生中,也有部分连自我保护都不明白的轻率一族,但千万不要以为不懂得自我保护的医生,会是好医生。一个连本能都难以建立的个体,指望他有理性地去帮助那些有需要的人,岂不是痴人说梦。

讲到自我保护,这本该是个本能的过程,只是保护的方式各有千秋,逃避是保护,"进攻"是保护,中庸也是保护,只是在针对患者的诉求上,遇事逃避显然不应是医生所为。医生更应该不断地完善自我,敢于并善于面对,时时刻刻转换角度替患者着想——如果是自己或自己亲人,我会做怎样的选择?以此为依据做出医疗决策,相信就会得到绝大多数患者与家属的理解。

都说冠脉介入医生"走的是钢丝,玩的是心跳",各种惊心动魄在冠心病介入治疗中时常发生,这时医生是否敢于面对与担当,就体现在对家属告知的选择与随后的处理细节上。我通常的做法是选择面对,告知家属发生了什么,现在的情况是怎样的,可能会演变成什么样的状况,必要时是需要外科开胸等。接下来的做法就是,床边备超声仪,方便随时超声观察心包情况,专人守候,及时发现问题、及时处理。

2014 年的最后一个周三,轮椅推来一位端坐气急,五年前有过心肌梗死病史的高龄患者。儿孙三代鱼贯而入,小小的诊室一下就吵闹起来。老老少少一致盼望能住院,眼神中流露出对医疗与医生的信任。我见状急忙告知,住院也只能是努力缓解症状,这样的缺血性心肌病加上 83 岁高龄,风险是随时伴随的。坦诚换来了家属的理解,"医生,我们知道,我们不会怪你们的"。

某地市医院医生在遇到此类情况时,未及时告知家属,反而在家属询问病情时采取回避态度。患者在出现心悸、胸闷症状加重后,也未能正视曾经出血事实的可能再发,直到患者出现血压下降、心包填塞,才行心包穿刺,最终患者死亡。家属在调取血管造影影像后发现,术中就有少量出血入心包,球囊贴压后血止,就此回病房,而未做进一步重视。当死者家属给我看影像并问我有无问题时,我只能说:做经皮冠状动脉介入治疗就存在冠脉破裂、心包填塞的风险,问题不在出现问题,而在于如何面对问题与处理问题上。后来据说当事医院赔付了30 万元作为补偿。

这样看来,做医生既要有敢于担当的勇气,又要有善于保护自我的智慧。个人体会是,尽量跟患者说些掏心窝子的话,时刻不忘转换角度思考,过程与细节努力做好,敢于面对与担当,只有这样,才能练就真正完美的自我保护。而逃避与不作为,无知的胡乱作为,堂吉诃德式的勇猛,都只能使情况变得更糟。

医疗是个"最需要良心的技术活"

参加宁波市人大讨论市政府工作报告,发言涉及"完善财政拨付与医院绩效挂钩机制"时,就在想医疗绩效考核在政府层面上当如何设计,才能真正反映医疗的社会功能。因为,医务工作不只是一个技术活,更是一个良心活,若单从技术层面去设计绩效考核制度,显然不能全面反映医疗的实际价值与功能,甚至可能会导致医疗行为跑偏。相信制度引导良心"从良"不只限于医疗行业,其他行业同样也渗透着良心的败坏,如食品行业的有毒、有害、变质、掺假,化工、冶金等行业的环境污染等。是的，没有哪一个行业不涉及良心，良心一旦被玷污，危害就不可避免。只是，一些是间接的，一些是直接的；一些是快速呈现的，一些则是缓慢表现的；一些危害轻些，一些危害重些。就医疗而言，直接作用在人体身上，且都是病弱患者，良心败坏后果的呈现就会更直接、更快速、更严重。

论到良心，往往很多人都会脱口而出一句"我凭良心做事"，却全然不知这个行为的依据——良心，常常也会受众多因素的影响而被玷污。依着被玷污的良心做事，其行为的可怕性更有了合理的出口，这在医疗行为上，就会导致过度医疗，后果不只是患者与政府在经济上的损失，更可怕的是医疗的安全性受到额外的挑战。因此，在制定政策、制度时，必须要敢于面对与挑战被玷污的良心，合理引导良心觉醒、良心"从良"、行为向善。

谈到良心的玷污，主要体现在良心的利益性玷污、文化性玷污、政策性玷污与从众心理性玷污等方面，现就这几个方面存在的原因与调和建议分述如下：

一、利益性的良心玷污

人性对利益的追求本无可厚非，关键要看取得利益的规则制定，规则可引导利益向善，也可引导利益向恶。人们常说无利不起早,只因为起早有利可图,而不是因为起早有美丽的朝阳与莺歌燕舞。但若利源于黑夜,就会引导人们突破自然规律,白天睡觉,夜晚活动。这就是制度、规则的引导作用。在医疗行业中,如何引导利益向善,就要从医疗的目的以及群体对健康的盼望出发,把医疗集团的利益与人民群众的健康利益挂钩。若辖区群众的发病率低、健康水平高,则医疗集团的利益最大化,反之则利益受损,这样就可以引导医疗机构注重疾病预防、健康宣教,关注患者需要与医疗安全。

怎样才能设计出这样的制度,这里的确存在巨大的矛盾。正如棺材铺自然就盼着人多死,若人都不死,这个行业也就不复存在。这就存在着一个利益来源的问题,棺材铺自然是不存在政府买单这一说,其利益来源于自然人,也就不存在什么制度设计在里边,交给市场就成。但作为政府买单的医院,制度设计就尤为重要,若能设计成政府向医疗机构购买医疗服务,医疗机构就自然会考虑如何减少医疗成本,因其最大利益来源于辖区居民的少生病,生了病也就只进行最必须的检查与治疗,自然就避免了过度检查与过度治疗。

二、文化性的良心玷污

有句话叫"好死不如赖活着",这在某些情况下导致了医疗资源的过度浪费。尤其"不花自己钱"的时候，更是天经地义地挥霍。

另外，国人因长期受"医学哲学"片面强调"上医治未病"的影响，认同将"未病的健康人"作为"病人"治疗的情况。由此，一些膏方、补药、保健品层出不穷。畸形的疾病与治疗观下，先是无病变未病，未病变总会病，演绎出"治病不如治未病"，"治未病"渐渐就被接受（或者说"偷梁"）成为"无病也治"的过度医疗。这就是文化性的良心玷污。干着"伤天害理"的事，却打着"替天行道"的旗。

如何化解这些文化性的玷污，就需要管理者具备识别历史文化中精华与糟粕的能力与勇气，敢于用科学眼光、哲学头脑去各归其类，当医治的干预，当面对的接受，当敬畏的顺从。

三、政策性的良心玷污

我们讲以人为本，就当是顺应人性追求真、善、美的本源，制定政策去正向引导、启发、光大"良心"良的本性，而非基于一己之私、一群之私去构想政策，或者假借"一国之私"的名义，煽动一些无知的"爱国情结"，做出有伤人格、国格的恶事。

在"救死扶伤"与"医疗市场"悖论中挣扎的中国医改，改来改去，依然脱离不开"看病难、看病贵"的伪命题。医、药、商以及部分医疗管理部门无不"凭着良心"并"一切以病人为中心",一切都看似"得为患者做点什么",个顶个跟打了鸡血似的亢奋,只是全然不顾什么才是患者的真正需要,真实围绕的却是"他得有这个需要",或者如小品所说的"这个可以有"。

古语有云:"医不叩门,道不轻传。""医不叩门",强调医者不能为个人利益主动寻找病人。有人曾对这个"行医行规"进行过批判,认为:医疗皆有利于患者,叩门都是为了患者。殊不知,大多数医者也是"无利不叩门"的。

在政策制定时,首当应回归——医疗当是患者主动的求医,医者依患者需要做些从属性的帮扶与救治。医疗绝非医者主动寻找与开发的"市场",从属关系的颠倒,将为不适当医疗埋下无穷祸根。决策者当深刻领会,世界医学会的《国际医学道德守则》视"医者登广告宣传自己"为不道德行为的原因所在。

"道不轻传",强调医疗行业涉及人的生死,因此"非仁爱、聪明理达与廉洁淳良"之人不可以为。旧时中国与古今多国,对医者的选拔与培养无不是本着宁缺毋滥的态度。反观现今扩招背景下的医学教育,硬是把一些尚不知生命、常识、良心为何物的人也招录进医生队伍,面对患者各层次的需要,茫茫然不知所以者,比比皆是。医疗行业在选人用人上,在制定政策时，理当慎之又慎。

可喜的是，我们意识到了此中的不足，2017 年 7 月 11 日国务院办公厅印发了《关于深化医教协同进一步推进医学教育改革与发展的意见》，明确提出：要通过本科临床医学类专业逐步实现一本招生，全面提升医学人才培养质量。

四、从众心理性的良心玷污

这一层玷污，就来源于人群生活的大环境。比如在一个普遍造假、认假的大环境下，人们"为假"而奋斗就自然不会再带来什么良心的审判。再比如说见死不救、见摔不扶，也都会有从众心理的伴随。中国医疗市场的"黄药水"，门诊部的大量不必要输液，玷污的何止是医者，患者不也同样认为自己需要"打点补针"吗？如此，也就摘得了"全球人均输液量最多国度"的桂冠。医患也都心安理得地安享医疗的"繁荣盛况"。

如何树社会正气，以真、善、美为荣，以假、恶、丑为耻，这就涉及归正生活的态度，认清生命的意义，做一个有利于个人、有利于群体、有利于社会的医务工作者。医者首当要认识到人性的不足，并敢于承认并面对自己良心的软弱与被玷污。

论医疗行为何为善

医疗源于人类对健康需要的满足,相信自人类有心思意念起,医疗就从未脱离过对心灵苦楚的拯救。古时借着巫师、神人的驱病赶鬼建立医疗,之后医疗从巫术走向经验,再从经验走到实验室;制药也从作坊走向工厂,医生则从坐堂走向医院,医疗似乎因此渐入科学佳境。殊不知就科学而言,其工作要点主要是论证自然界属物质的特性与规律,很少涉及人对自己的认识,尤其缺乏对人心理与精神需要的探索。日益偏重科学技术的医疗行为正与人性认知与需要渐行渐远。

科学借观察、实验得以发现、验证有效的药物与医疗手段，但作为医疗践行者的医生，是否有道德、行善道、常自省、能自知，相信就远比医疗技术与药方本身更为重要。然而医者道德观的建立是源于信仰的启示还是源于人的思想定夺，这是两个完全不同的范畴。不一样的出发点就会引发不一样的效果。

对照现实医疗行为，我们来观察、分析医疗应当如何行为。

一、行公义

就是对疾病的诊断、鉴别诊断，以及诊断名下的实际临床与预后意义。关键点在于，正确认识诊断名下所带出来的干预于患者有多大的临床价值。是安慰剂作用，还是治疗性作用？能缓解其症状，还是改善其预后？医疗干预的伤害概率如何？如果仅是安慰剂作用，即便是低概率伤害，都是应当避免的。这让我想起许多"不太专业"的医药代表，他们在推广某些药品时常常会对医生说："医生，我这药很好，没有副作用。"这话我死活是不信的。我更关注的是你有没有正作用，针对我的患者，利弊权衡如何。趋利避害，才是真公义。

对于探寻诊断与患者真需要，相信医者也都认可这是医疗行为的根基。只是在真实的医疗实践中，对于属物质的病痛，人们常常会给予十二分的关注。然而，限于科技的有限性及局限性,这多出来的两分,反而使得结果变得诡异起来,诸如"查出来"的无症状动脉硬化、无症状骨质增生、无症状频发室性早搏等老化现象,无症状胆囊结石、无症状腔隙样梗塞,以及无预后干预意义的甲状腺乳头状癌等。这些属物质的科技发现与诊断,医者若没有认真权衡诊断名下的实际临床意义,就很难构成真公义。

另一方面,对心理与精神方面的困扰与不适的诊断与鉴别诊断,在多数综合性医院非心理与神经专科医生的医疗行为中,几乎都是空白,尤其那些以躯体症状为主要表现的焦虑、抑郁状态。这种重物质、轻心理与精神的医疗行为,医疗公义何在? 这实为医疗行为之首不善。不良后果自是必然的。正如冠脉支架植入了,胸闷、胸痛仍存在,胆囊结石切了,右上腹痛还在。忽略对心理、精神困扰躯体表现的公义分析与判断,导致预后不好,在医疗实践中,比比皆是。

再来看一个由免费体检引发出的医疗案例。某 61 岁女性,小区楼道长,平素上六七楼无胸闷、胸痛。入院前一周抽中到某大医院进行免费平板运动心电图体检,平板跑下来,科技"公义"地论断为"阳性",一个无症状体检、辅助检查结果的"阳性"。在检查医生与社区医生"你真的都没有胸闷、胸痛? 你若不重视,有可能进一步发展为心肌梗塞,那就麻烦了"的双重"关心"下，患者在入院前两天的夜里，"无明显诱因下"出现胸闷、憋醒，5分钟左右症状缓解，白天活动仍无不适，就诊入院做进一步检查。患者曾于3年前测量血压时发现过早搏现象，无症状，未予重视。入院后行冠脉造影检查未见冠脉狭窄，24小时心电图检查提示频发室性早搏（24小时7864次），心脏超声未见异常，接下来是室性早搏的射频消融，逆行主动脉操作引发主动脉夹层撕裂，持续发热胸痛达十日之久，所幸无严重并发症发生。从这例患者的就医经历，就足以看出市场化医疗的不公义，不良后果是必然的，也是令人痛心的。

二、好怜悯

医疗对象多为处于病痛中的相对弱势群体，患者除需要得到病痛的救治，同样希望得到心与心的沟通、心与心的慰藉，这就考验着医者的怜悯之心。一次患者在心脏介入治疗过程中，小便尿湿了裤子，介入手术成功结束后，助手与护士将穿着尿湿裤子的患者坦坦荡荡地过到病床之上，全然没有不适之感，我急忙叫护士给患者换裤子，回答是，导管室没有病人服。我想，脱去这湿漉漉的裤子裸睡，也会好过穿着的煎熬。如此行后，只听得老人怯怯地道出"谢谢医生"。我却是久久的不安，本当感同身受的行为，"己所不欲，勿施于人"，尤其对病痛中的患者,你 —— 行医者,善何在?

另一次在导管室抢救患者,叫来麻醉师预备气管插管,麻醉医生到位后,要求其先预备好导管室麻醉机再插管,她回我一句:"我是来插管的,其他的事,我没空。"这一时让我缓不过劲来。你只要稍有怜悯之心,面对一个正在复苏的患者,力所能及,举手之劳,本分而已,岂能说出这样的话来,不知这医者,你善何在?相信,这只是个例。然而,这又不是个例,我们的周遭,遇事抱"打酱油"心态者还真数不胜数。

常言道:"怜悯之心,人皆有之。"那么如此缺乏怜悯者,你何以为人?现如今"怜悯之心"早已变异为猜忌、自私与冷漠。我们习惯了静止性的"不欲与不施",这样看来,只有"不"是难以成就"善道"的,你必须遵行"施",才有可能行出善举。

三、存谦卑

一个医者理当永不止息地学习进取并存谦卑心行医为人,既不可殷勤到骄傲,也不可谦卑到懒惰。医务工作需要殷勤却不骄傲,谦卑而不懒惰的心志与为人。这一方面,当今上海华山医院的李勇教授可称为楷模,认识与接触过李教授的人,相信都有同感。李教授在传道授业与医务工作中求全而不自满、进取却不失谦卑,实乃医者应当学习的榜样。

首先，医疗工作对健康贡献极度有限，医者理当谦卑，并当敬畏一切的自然规律。医疗所面对的诸多疾病，从发生到发展，医学科学的所知仍然甚少，就是那些教科书叙述的诸多理论与学说也常常是漏洞百出，更不用说那些针对人群用正态分布统计学原理计算出来的"此一时，彼一时"的生理参数正常值，还有那 3 到 5 年就必然更新的指南。故此，不能"拿着鸡毛当令箭"。

曾在中华医学会杂志社从事科技期刊编辑工作近 30 年，现任中华医学会继续教育部主任的游苏宁先生说："太多的医学文献充斥着误导性和假阳性发现，在已经发表的文章中，90% 都是可以不发的。"足见，无论你读万卷书，还是行万里路，都当知晓"谦卑"二字。行路需读书，读书必思想，思想便反省，反省知不足，不足自谦卑，这样，事就成了。

另一方面，就是在有限的成就之后，医者的谦卑也当是必须的。医疗工作涉足面广，从科学到人文、从哲学到宗教、从理论到实践、从叙事到推理、从思想到动手、从铁面到共情、从栓塞到架桥、从降压到升压……方方面面。从业者及医疗对象，寸有所长，尺有所短，为医者，自当常观察并学习他人的优点与长处，即使是失败的人，也定有我们可以学习、借鉴的经验与地方。子曰："三人行，必有我师焉。"

　　谦卑自己，自当俯就卑微的人。病痛中的患者，无论过去如何风光，每当病痛来临，疾病缠身，往往身、心都会坠入负面情绪之中，卑微自不必说。一个傲慢不识谦卑的医者，病人是难以接近并敞开心扉的，如此，想要听到患者全面真实的病史叙述就堪忧了。

　　存谦卑的心，必然顾念他人的需要，同情别人的感受，了解他人的困难，时常替别人着想。可见谦卑也是共情，这也是叙事医学所倡导的"听病人讲故事，梳理并记录故事，且在过程中建立起感同身受的医疗共情与行为"。相信谦卑也定会是融通医患阻隔的良药。

　　一个傲慢的医生，同样很难与同事形成相融，甚至难以对自己形成共情——自我感动。现今的医疗行为，很难想象靠着一个人的单打独斗能够有所成就，医疗是一个团队的行为，懂得谦卑的人，也更容易听到与听进同行的意见与建议。

　　正如一个母亲时时关注自己的孩子，孩子不适，母亲感同身受查找原因，焦虑不安，病在孩子身上，痛在母亲心上，这就是共情。医患共情，也就是谦卑的情感表现。我经常会在科室里对同事们说，做个好医生时常需要"睡不好"，不限于值守夜班，还在于你日常的工作中，是否总是记挂着自己病床上的病患，尤其是那些疾病诊断不清晰、治疗应答不理想、预后转归不确定的患者。牵挂不限于求知，更源于共情，二者共筑谦卑心态，从而触动饥渴慕义的心志，努力进取，终感不足而谦卑。

一个谦卑的人，同样应是一个能够充分认识自己的人。人只有在自我认识上清楚明白，才能掌握开启医学之门的钥匙。在对人的认识上，从来都不是科学的强项，更多地源自哲学的开启。尽管科学在对自然界的研究中，一次又一次地刷新我们的耳目，但在认识人上，却肤浅到皮毛，正如看似简单、属物质的碱基对，何以组织装配得如此完美并有条不紊地运行，我们仍然所知甚少。只有从哲学的层面上去认识人，启蒙人性知识，才能成就智慧的开端。

在此，套用圣人的话语：认识你自己，是一切善的开端。正如前文所述，"善"无不始于"己所"欲或不欲，无论"施予"，抑或"勿施"，开端终是认识"我是谁，我知道什么，我需要什么，我能做什么，我应该做什么"。此外还有"感同身受""将心比心"，无不从认识自己发端。如此，方能做成这份"最需要良心的技术活"。

医疗当存怎样的行为动机

　　近日我在个人朋友圈与微信群中发出一份调查:"在我们日常的医疗行为中,医者当存怎样的行为动机? 请选择: 1. 能不做就不做; 2. 能做就做。"结果在收到的 51 票医界朋友回复中,33 票选 1——能不做就不做,5 票选 2——能做就做,13 票加选其他——诸如"做该做的"与"按指南、共识做"之类;在仅有的 10 票非医界朋友的投票中,2 票选择 2。在医界朋友近八千字的回复里,我们展开了激烈的讨论。

　　在回答这一问题之前,我想,首先需要确定的是医者的立场问题。医者若能站在患者立场上考虑，自始至终以"患本位"思考医疗行为，那答案本身是不需要有太多选项的，无非就是"能做就做"或"能不做就不做"。医疗真真实实是一个最需要转换角度思考的行业，要求作为专业人士的从医者，在医疗实践中，用自己的专业知识、站在患者角度、按患者意愿、结合医疗实际、权衡利弊得失、趋利避害，做出符合患者、符合伦理、符合医理的选择推荐。

限于医疗技术的捉襟见肘、漏洞百出、利弊难分难料、伤害之刃不可规避，以及人体结构与机能自我调节、自我平衡、自我完善、自我修复能力之无比强大，医者若存谦卑之德——知医疗技术相当有限，并存敬畏之心——知人体自身适应、自身完善能力十足，站在患者立场，答案将是"能不做就不做"。这或许也可以说是尊重自然规律优先法则。

若全然站在医者立场，答案就显得异常复杂多变起来。在这数千字的医者讨论中，无不渗透着各样的"理性"为"能做就做"洗地，表面上是选"其他"，实则无非是找着理由"能做就做"，或者可以叫作"理性地能做就做"。部分甚至流露出对那"能不做就不做"者的痴笑，认为其"无能耐"或者就是"懒医"，字里行间流淌着傲慢二字。还好，如此骄傲者终究还是极少数，只是现实中杀伤力强的往往也都不在多数。

就医疗而言,在病痛来临时,我们是行那辅助顺应,还是行那敌我难分的干预强夺? 是的,医疗行为往往是敌我不分的,正如"抗心律失常药",在干预异常电活动时,也扰乱了正常电活动,从而带来更为凶险的致心律失常作用。单单从这本为"具有电生理作用的药"被命名为"抗心律失常药"就足见医者的自大与傲慢。同样,明明是癌细胞与正常细胞一并歼灭的"细胞毒性药",偏偏要叫什么"抗癌药"。更不用说那些安慰剂性的"救心、保心、养心"的丹与丸。独缺"顺心"的安慰与帮助。真医疗有哪一个手段下去,不是带着伤害来的? 医者,你可曾扪心自问?

故此,医疗行为理当是个"不得已而为之"的行业,顺应"能不做就不做",尊"生理修复自然规律"为大,如疾病构成中近六成的自限性病痛,敬请医疗干预"离开我吧",若真有心,就让那医疗的帮助与安慰进到我心。

站在医方立场,用专业知识谈选择;站在患方立场,用综合因素谈需要;站中立的立场,充分认识医疗的有限性、伤害性以及机体自我修复能力的不可低估性。让自限的自生自灭,让老化的面对共存,让不治的内心平安。让医者谦卑下来,让患者清醒过来,共同修行,知敬畏,懂面对,重构内心的健康与和谐。

现摘录部分讨论如下：

A：贯彻落实指南，禁忌证永远大于适应证。有人曾说：生老病死自然规律，救死扶伤逆天行道，横批——注定失败。

B：所以，我们会尽量选择对病人有利的方案。当然，人非圣贤，适当的趋利避害是本能，是可以理解的，但如果事事都只考虑自己，这样的人是不适合当医生的。

隆福阿哥（以下称"阿哥"）回复B：这个问题确实很难回答，涉及医者角度，智慧与判断，问题本身就存在角度性，是医本位，还是患本位。如果一切都以患者的角度为出发点，患者的利益最大化，结合医疗的双刃性，我想能不做就不做应该是大原则。做——是趋利，不做——是避害。只是现今的医疗的有效性有限，医疗的伤害性却难以避免。若医疗都是有利无害的当然是能做就做，可在医疗免不了伤害的前提下，是否选择能不做就不做更合理呢？

"我们会尽量选择对病人有利的方案"——这就是基于"患本位"的考量。然而，之后的"人非圣贤，适当的趋利避害是本能，是可以理解的"——这又转向了"医本位"。医疗当基于"患本位",而那些"事事都只考虑自己"的"医本位"们,的确"是不适合当医生的"。

此问题的提出,源于一次关于三度房室传导阻滞时,是否起始就植入 CRT-P,还是常规进行 DDD 植入,对极少部分之后发生心衰的患者,再考虑选择性升级为 CRT-P 的辩论[1]。我们不能只讨论医疗的普遍性,而不讨论个别的特殊性。我个人认为医疗行为应该是一个不得已而为之的行为。故此,我选择能不做就不做。如果我是患者,我也希望我的医生能按这一原则给我建议。这样我就想问问大家,如果您或您的亲人是患者的话,您希望医生按什么原则给您做选择呢?

C:能做就做显然是不可取的,医疗技术是双刃剑,用好了治好病,用不好伤害病人,就像药害事件致死人数超过空难。

C1:作为一名医务工作者,他的义务,是救人,所以能做就做,救人一命,胜造七级浮屠。但在现有医疗状况下,绝大部分能不做,就不做(你不能做还可以请别人做嘛),甚至躲病人,更加剧医患隔阂。现在做人难,做医生更难,

---

[1] CRT-P 为心室同步化起搏器,DDD 为双腔起搏器。

里外不是人，救 100 个没问题，出现 1 个有问题，你什么都不是。

阿哥回复 C 与 C1：能不做就不做，也并非意味着自我保护，也是基于医疗局限性以及医疗伤害性并重的考量。没错，此选项同样也会涉及医者是出于自我保护立场或是出于患者安全立场的考量。所以，"能不做就不做"有两层意思，一个从疾病需要出发，一个从医疗风险考虑。

医生有能力就做，并不意味着都会是好结果，这是医疗固有的局限性使然。正如现在许多甲状腺科医生都能切甲状腺，然而过度的甲状腺乳头状癌的切除，会带来许多患者甲状腺功能终身低下需要终身补充甲状腺素片的状况。这样的能做与会做，有时真还不如"你不会做"更有利于患者，更不用说没有能力，学着去做过程中所带来的次生伤害。我的问题是关于"做与不做"，假设前提无关会与不会，或者说就是在"都会"前提下的讨论。总之正如您言：用好了治好病，用不好伤害病人。因此在不能确定是"用好还是不用好"的前提下，我个人选择"能不做，就不做"。这样，才有可能最大限度地减少不必要的医疗损害，这绝不是懒医，而是多年行医后的痛定思痛。至于"救人一命，胜造七级浮屠"，但若医疗伤害了一命呢？

你有没有想过,这就不只是"糊涂",而是"糊屠",所谓"庸医"杀人也不过如此——"能做,就做"。

D:做与不做都要基于全面的医学知识,扎实的实践功底,结合患者自身情况,综合判断而做选择。我想医生不是简单的在能不做就不做,或者能做就做之间选择,前者我似乎看到更多的推卸和无奈,后者我看到了过度医疗的影子。医疗行为的复杂就在,它不光是简单的技术选择问题。医生要引导病人做有利于健康的选择,毕竟我们比病人更专业。至于病人选择,那会受到很多因素干扰。作为医者,我努力了即是。

阿哥回复 D:想了一晚上,这个问题实际仅涉及指南的 II 类适应证的选择,对 I 类与 III 类适应证,都是必须做与必须不做的问题,显然不在选择性讨论之列。其实大家都知道,针对 IIb 的临床行为结果明显是害大于利的。可现实的临床实践呢? 有多少医生完全选择不做,又有多少医生部分选择了去做? 甚至完全选择了去做? 然而,在真实世界里,我们会看到更多的选择是能做就做,这里的"能"更多的基于医者能力的"能"为,而非患者的益处。相反,针对 IIa 适应证,医者的选择依然是一致的"做",这是为什么呢? 在整个 II 类适应证里边,我们看到的是：医者多数是根据自己的能力，而非患者的益处来进行选择。医疗一切的思、想与行为本应该，也只能是基于"患者本位"进行，只可惜现实却是基于"医者本位"的太多。就连这"能"与"不能"的讨论，也被部分曲解到"医者的能力"而非"患者的利弊"上。

D：没有错，对于已经公认的治疗方法，不在这个讨论范围之内，但在 IIa 和 IIb 的适应证之中选择，的确需要深思。个人认为医生的经验非常重要，这个经验来源于对指南理解结合患者本身情况，而非一味从医者能力出发或者患者本位出发选择。临床上碰到一例 75 岁重度二尖瓣脱垂病人，心功能和心脏结构均已受影响，有手术指征，但是因为种种原因患者没有选择手术，而在药物维持下，门诊长期随访，现在 84 岁依然能独立到我的门诊就诊，生活质量很好。这种例子相信大家也遇到很多，医学的研究很多是没有正确答案的，尤其在还没有明确适应证的情况下，更加需要探索，需要在保证患者利益下的个体化选择。

阿哥回复 D："患本位"本身就不应限于患者狭义的医疗需要，而应是患者对医疗的综合需要。医者认为"患者该有的医疗需要"，比如说"有手术指征"，这本身就多少掺杂着"医本位"的主观性,而最后遵从了"患者种种原因"后的没有选择,这才真正地彰显了医者的"患本位"(若医者是真心而不是遗憾的话),这本来就应该是临床理当遵循的"患本位"原则。"正如医学的研究很多都是没有正确答案的"一样,在那些"没有明确适应证的情况下",我们是实实在在地告诉患者实情呢(真实告知"这个措施对于你的疾病治疗的收益具有不确定性"),还是去"诱导"患者在您并不太确定的"保证患者利益前提下"进行个体化探索?你的患者"没有选择手术"后九年的"生活质量很好",彰显的是"顽强的生命自适应力"还是你的"药物维持效果",其实尚值得商榷。

另外,探索属于临床研究范畴,需要有严格的伦理准入与知情同意,且患者不必花钱,或许还应该有因着献身研究(探索)该有的部分收入。

D:医疗过多参与个人利益诱导,就不那么单纯了。反过来思考,如果病人是我们父母,那么做还是不做就简单多了。

E:我们身边多的是能做就做,不能做也想办法做的牛人,或者就是绕着弯做掉。

F:不知道为什么会有这个问题,但我想用两个例子来给你解答。第一个例子是一个月前，一个 75 岁老人急性前壁心梗，发病 13 小时，但仍有症状，心脏彩超示前壁纹丝不动，心率 120 次 / 分。做还是不做？脑海中一个小人告诉我：别做了，不要死在自己手上，好说不好听啊。另一个小人问：对病人最佳的选择是什么？最后这个病人上台了，虽然术后还是死于心衰，但我想，如果再给我一次选择的机会，我还是会选择手术。第二个例子是半个月前有一个病人，造影是三支病变，右冠和左回旋支很容易处理，但前降支严重钙化，重度狭窄，我手头没有旋磨，不敢处理。两个小人又出来了。一个说，你把简单的处理了，也许就没有症状了，不好再搭桥去。另一个问：对病人最好的选择是什么？于是病人下台了。

阿哥回复 F：第一个案例，明显不属于"能不做"系列，对 I 类推荐，叫必须做。我想我们的讨论范围应限于 II 类推荐的可做可不做范畴。

F：其实说实话，我是不太同意您提出的"可做可不做"这一说法的。在医学实际操作中，对于具体的个人，一个检查或治疗，要么需要做，要么不需要做，没有折中的可做可不做。这一个提法是不严谨的，也是容易引起歧义与误会的，只会给本已坠入深渊的医患关系雪上加霜。

什么是可做可不做？如果可以不做，那为什么要做？这个问题交给朋友圈里的外行评判，不用猜也知道一定是大部分人持否定态度。

我听过一句话深以为然，那就是：所有的医疗决策，都是权衡利弊的结果。仔细想想，真是这样，该不该吃药？该不该拍胸片？该不该手术？是副作用大还是获益大？权衡了利弊，就有了答案。至于由于人类认识局限导致判断失误，比如"反应停事件"之类，不在讨论范围之内。

您说的可做可不做八成包含了非单纯医疗因素，比如性价比、经济困难、人情甚至利益等因素，如果剔除这些，我想不到任何一个检查和治疗是可做可不做的。举个例子，头疼需要做头颅CT吗？我考虑不能除外就需要，我考虑是偏头疼或近期已经查过就不用，至于你不理解或没钱那是你的事。再比如，冠脉造影需要做还是不需要做？很有可能属于您说的可做可不做的一项检查，但对我来说你有症状，或心电图不好，我不能除外你有冠心病，你就需要，如果你明显不是，你就不需要，就这么简单。你有没有钱、理不理解不在今天讨论范围。那做完造影是一个70%狭窄，需不需要放支架？有指南啊，指南没说还有经验啊，我判断你需要做，太难做不了是我的事，你不想做是你的事。如果我判断你不需要，你求我，我也不给你做。没有可做可不做的病变，如果有，那一定混杂了非单纯医疗方面的考量。

阿哥回复 F：我对指南的 II 类推荐，通常就把它理解为"可做可不做"范畴，IIa 倾向于做有利，IIb 倾向于做不利。这种"倾向于"本身就带有不确定性，不确定就意味着"两可"。如果说 IIa 我们"做"无可厚非，IIb 我们也多数选择"做"就有枉顾与过度之嫌。其实在关乎生死的急性心肌梗死之急诊经皮冠状动脉介入实践中，我们的选择余地不多。但在稳定型心绞痛的冠脉病变中，你的例二选择了"能不做就不做"，就是更多地基于患者利弊与手术风险的考量。所以我说您是一位真大夫，值得患者托付的大夫，能维护患者利益，又有医者的担当。我时常问科里的同事，如果我真病了，你们谁值得我托付？与您的对话，看您的案例，您心中的那两个小人告诉我，您是一位值得患者托付的好医生。

您提到"什么是可做可不做？如果可以不做，那为什么要做？"这个问题非常好，只是这个并非圈外人需要回答的问题，因为对于圈外人，正如您所言，答案是很明确的。但对圈内人，在众多不该有的"想法"的蛊惑下，答案就常变得模糊起来,我的周遭不乏此类医者。我与一些外科大夫聊天,他们也都承认有近 1/3 的手术是"可开可不开的",说白了"就是不需要开的",留一点尊严说个"两可"出来。这也是提出这一讨论的真正原因。现今医疗,"过度"几近乎常态,甚至就是常态。我们当如何去反思医疗,使之回归理性,做成"医疗干预是一个不得已的需要",而非"冬病夏治"的过度干预,"黄药水"满天飞,"活血、通心"横行? 所有这些,难道不该是能不用就不用的吗?

F 回复阿哥:汗颜,您最后一句话醍醐灌顶,我的确经常给病人用活血化瘀的中成药,明知无用,但有时真的难免,不是我一己之力所能改变。但这个也不属于可做可不做,是属于不该做但做了,这两者仍然不同。

论 JCI 之患者入院四大评估

近年来，多地卫健委（原卫计委）都在要求所属的部分医疗机构努力通过 JCI 标准评鉴。在 JCI 团队的反复培训后，成功通过 JCI 标准评鉴者不在少数。我所在的医院，目前正如火如荼地准备参评，各样的培训、自查、规章、规范自不在话下。一年多来，收获良多，尤其在制度规章上。如何将简单或复杂的规章条款，转化为医者（指所有医疗从业相关人员）基于患者需要与医疗安全的真实考量，使 JCI 标准的实践不是停在字句与规条的满足上，而是实实在在地落实到患者真切的就医体验上才更为重要。本文拟结合 JCI 标准要求,谈谈如何落地患者入院后的四大评估 —— 疼痛评估、心理评估、营养评估与功能评估。

一、疼痛评估

JCI 标准强调疼痛评估,旨在力促医者对患者"疼痛"保持高度警醒与重视。个人认为在具体理解这一评估的时候,可广义到患者整个的"主诉不适"上,因为这些就是患者就诊看医生最最迫切希望解决的困扰。因此,对就诊、入院患者必须进行疼痛评估,我更愿意将之理解为对患者主诉症状的全方位评估。"主诉评估"构成四大评估之首,当仁不让。

评估主诉症状的轻重、缓急、可能的转归、进一步当行的检查与干预,是为医者基本功中的基本功。患者就医,因着主诉而来,对主诉的评估,自然就当是临床工作的重中之重。医疗围绕主诉展开、围绕主诉思辨、围绕主诉鉴别,一切辅查阳性或阴性结果的医疗干预取舍,除非有证据支持与预后相关,否则,都必须围绕主诉决策,这是驳不倒的理。毕竟,患者是来看主诉不适的,不是来看什么"辅查结果"的。

"主诉评估"当根植于对主诉症状全方位的仔细"盘查":部位、性质、诱因、范围、持续时间、加重与缓解因素、伴随情况等七大方面，缺一不可。之所以使用"盘查"二字，是希望医者在病史采集中，不限于询问，更应当思考，做到收放自如——全面的询问与思辨，然后才是结合个人临床经验与广博学识的"主诉评估"，得出"验前"和/或"治前"概率，最后指导临床行为。

二、心理评估

在"主诉评估"之"症状七大方面"的询问过程中，症状源于躯体，还是源于心理，或是源于躯体却伴有心理的放大，这又是医者万不可忽略且又实实在在面临的临床问题。在综合性医院里遇到的患者的心理问题，多是些焦虑或抑郁的状态，在评估两者的诸多量表中，均少不了对睡眠状态的评估。个人认为，综合性医院非心理科医生对患者的心理评估完全可以从"睡眠好不好，做梦多不多"以及发病与情绪有没有关系等方面入手。主诉症状为"散发性、多变性"，症状部位的游走性、不确定性，都应该成为考虑"心理不健康"的扳机点。"评估心理"需要医生具备敏锐的情感洞察力，透过患者眼神、表情、语言、语音、语调，洞察其情感的波澜。

有些患者额头上、两眉间写着一个大大的"愁"字，手里拿着各种检查报告，嘴里叨叨着诸般的不适，"只是查不出病来"。

137

还有些沉迷于"医学哲学"与"医学信仰"的就诊者，上来就伸手撩舌，诉说着自己如何如何阴阳不调、脾胃湿热、血虚生风。此类患者通常在那"哲学与信仰"中先被锤炼成为"医源性神经症"，然后又长期依靠这"哲学与信仰"的"丹、丸、散、汤、膏"去治疗那"可怜的神经症"。

部分患者念叨"病痛"数十年，直到周围健康的邻居以及给自己诊病的大夫相继没了，自己却依旧"病着并健在着"。这岂止是"医疗"的笑谈，更应该是"大夫们"的悲哀。很难想象，那数十年"健康着"为他人诊病的郎中，临终前如若看到自己医治数十年"病着"却仍健在的患者，他该骄傲自己的医术高超，还是该反省什么才叫健康与"病着"？

因此，大夫们在建立患者的"心理评估"之前，有必要先建立自我心理与良心的评估，考量一下自己诊断的动机、处方的动机、义诊的动机、患者宣教的动机、检查的动机以及手术的动机是否也都处于"健康"状态。那些假"义诊"或"宣教"之名，行招揽"病患"、扩大市场之实者不在少数。

前段时间，看了一个说是帮助医者做患者教育用的小视频，内容大致是警醒患者要重视室性心律失常，开篇就说：室性早搏会引发室速，室速又会发展为室颤，最后是死亡……宣称"理想"解决方法是采用"创伤小、安全、有效"的射频消融。这哪里是患者教育，整一个蛊惑人心，叫作"先制造神经症，然后再治疗神经症"。可见，在铸就"神经症"方面，何止于"医学的哲学与医学的信仰"，这"医学的科学"也不过如此。医者，请先端正自己医疗行为的动机，然后你才能够认真地考量患者"病与未病，或将病"的心理，以患者需要为需要，以患者安全为安全，这才是 JCI 标准真正的精要所在。

三、营养评估

营养评估，不限于营养不良。不健康饮食导致的代谢紊乱与代谢综合征正在人群中肆虐，心血管疾病的高发态势一年胜过一年，这应当成为中国慢性病预防的首要任务，建立健康生活方式应成为预防之本，也理当成为医者之共识。

因此，在营养评估上，在重视营养不良、营养过剩的同时，也要评估营养的均衡性，通过评估，指导患者建立健康的生活方式。

众所周知，慢性病无非是"遗传背景下的生活方式病"，这遗传的背景，受之父母，人能做的只能是面对。受之父母——你不能选，你无能为力，你能选与能做的只有生活方式。好在这遗传背景对健康的贡献仅占 15% 左右，而生活方式的贡献却高达 60%。生活方式健康与不健康，选择完全在自己！

　　生活方式的健康与否,医者的重视与引导,同样透露着医者的行为动机。指导患者改善生活方式,在目前的医疗体制下,医疗机构得不到丁点经济效益,然其社会效益、民众健康效益是任何医疗手段都无法比拟的。俗话说"病从口入",评估并指导好这"入口"的构成与比例,终究是慢性病防治的重中之重。

四、功能评估

　　个体的生存意义除需要结构的完备,更需要功能的彰显。有结构,没功能,这结构不过是一摆设。只是在功能的呈现上,除受结构完整性、细胞间理化因素的"科学"影响外,同样受到心理因素的影响。这里涉及的功能评估,想必更多是基于"科学"层面的考量,只是评估后的落实,则需要内心与功能的相互促进。通过运动增强信心,借着信心强化运动,最后使生活回归家庭、回归社会,使个体活出生命的精彩来。

　　几年前一名65岁男性,因胸闷、心悸入住心内科。患者3年前有中风史,之后便长期卧床不起。我在检查其四肢肌力的时候,发现其左侧肌力为 III 级强,右侧肌力为 IV 级强,觉得这一患者应该可以起来活动,于是就鼓励患者先是在床上活动,再是床边活动,最后是下床活动。经过十来天,患者出院前已能自行上卫生间处理大小便。此时最高兴的是患者的老婆，再也不用为患者每日的大小便苦恼了。

最大的哀，莫过于心死，患者生理上的病不可怕，最可怕的是其心理上的病。所以，医者对患者进行评估，并指导康复，帮其重塑生活的信心，才是医者安慰与帮助的最大彰显。现今，医者多数也都知晓"总是去安慰，常常去帮助，有时去治愈"这句话，只是依然不识得如何去践行这"安慰与帮助"。近年来在胡大一教授引领下的康复医学得到长足发展，为这常常与总是的"安慰与帮助"找到了最佳的落脚点。因为在这个落脚点上，同样包含着医疗全备的"运动处方、心理处方、饮食处方、戒烟处方以及二级预防用药处方"，康复医学让医疗归回人本、归回患者真需要，也让医者归回帮助角色，归回患者需要的存在。

临床别忘了诱因，莫轻看对症

临床中隐隐地感到一种现象，医生在询问主诉与现病史时，都会针对病因在鉴别上做一些重要阳性或阴性病史的询问。而对诱因的探寻，却往往过于简单，任由患者说或者不说，若患者不主动诉说，多数的病史就会演变为"无明显诱因下出现……"然而，鲜有医生会询问"你认为是什么原因引起了这次发病？"对于慢性病的急性发作或症状加重，相信多数都存在一定的诱因。想想也是，长期无症状或症状稳定，为什么近期会出现症状或症状加重？这里边存在怎样的触发因素？是内在的还是外在的？是情绪上的还是环境上的？是自发的还是继发的？是感染性的还是非感染性的？是药物性的还是非药物性的？……这些都需要我们认真加以梳理。

为什么要强调诱因？很多情况下，多数内科慢性病病因不明，因此在病因干预上，也往往无能为力，而针对疾病加重的诱因，通常才是医生与医疗有所作为的靶点，即所谓"去除诱因"。就医疗上的科技干预而言，无非是对症、维持内环境的稳定以及诱因的干预与去除，不济的情况下也只能是些免疫调节与免疫抑制。

讲到诱因，除常见的通用诱因（如感染、电解质的紊乱、药物过量或不足等）外，需要特别注意的就是原发病本身变得"不稳定或活动"的诱因，如风湿性心脏病的风湿活动诱因、缺血性心脏病的冠脉病变不稳定诱因、甲亢性心脏病的甲亢未控制诱因。对这些诱因的忽视，往往会导致病情的加重与难以控制。

记得二十年前，我还是主治医师的时候，科里住着一位风湿性心脏病，严重心衰，合并精神异常的患者。病人并不在我的病床，每日早上我总能听到他在病房吵闹，也常看到他在病房里来回走动，不停地说着"疯疯癫癫"的话。患者的双脚肿得跟面包似的。大家也都习惯于他"精神异常"所当有的表现。

直到某日深夜,我的班上,护士跟我说那名患者不睡觉,又在病房里唱歌。我来到他的床前,看到他一边唱着歌,一边半坐在躺椅上喘气,那肿得像面包似的双脚有气无力地耷拉着,歌声急促而有力。连日来的"强心、利尿、扩血管"也未能改善患者夜间加重的心衰症状,甚至连浮肿都未能得到明显消退。是什么诱因导致了心衰加重?感染,电解质紊乱,洋地黄中毒,心律失常?所有这些看起来都不像,那么,有没有可能就是风湿活动呢?不妨用 10 mg 地塞米松试试。结果,在第二天的早交班上,护士说那名患者后半夜安静入睡了。接下来连续使用了激素数日,患者症状日见好转,约 5 天后症状缓解出院。

在诱因探寻上,我首先会叫患者给出自己的判断。上周一女性患者,上来就说自己月经比较黑,然后是心悸、胸闷。问下来发现病史才半个月。半个月前发生了什么事?是什么样的诱因或者原因触发了这些不适?心超、心电、心肌酶谱与心肌肌钙蛋白检查下来均未见异常。患者紧锁的眉头与焦虑的神情促使我反复询问她半个月来有无什么情感性诱因,患者一再地否定,于是,我让其母亲先行回避。她才说刚与男友分手,近期总会有与男人上床的幻想,从而引发不适。这才是患者起病的真正诱因,于是我对她进行了针对性的言语开导与抗焦虑处理(个人常合用 β-受体阻滞剂与黛力新)。一周后患者复诊时，心慌、胸闷症状明显好转。

　　还有一则案例。一次我在查房时，发现一位中年女性患者在其爱人与小姑的陪伴下，滔滔不绝地诉说两天来胸闷、胸痛的症状。在一番询问后，我问她："你觉得这次起病有什么原因？"她回答："没什么原因。"我再问："发病前有没有情绪或情感方面的影响？"此时，她一个细微的动作引起了我的注意，她先是看看我，再是看看老公，然后回过头来斩钉截铁地说："没有，没有。"果真是这样吗？我以医生查房要求家属回避为由，劝离其爱人与小姑。我又问她："发病前有无情绪方面的因素？"此时，患者颤抖并激动地告诉我："前段时间，总跟老公吵架，前天在大吵一架后，就发作严重的胸闷、胸痛。"不难看出，作为医者，除需具备高智商外，还需要高情商、敏锐的洞察力。针对这样的诱因，如若医患都忽略了，病情就容易演变为"久治不愈"的心脏神经症。

　　对于一些情感性的诱因，患者往往会主观上加以隐瞒，毕竟是内心深处的隐私。在这些诱因的探寻过程中，要为患者创造一个相对私密的环境，说话和蔼、友好，举止稳重而可信任，还要学会洞察患者表情、举止、言语的潜台词。

　　患者因着症状就诊，我们往往都会不自觉地去探寻病因，探寻因果关系,这也是人类"希望追求真理"的一种本能。正是这种对病因不懈的追究,才使得医学看起来更有科学的意味。只是对于很多疾病,无论现今科技如何发达,在病因层面上,人类所知的还是太少太少,多数仍停留在"假说、理论"与"病因不明"上。也因着这些"不明",我们在"病因层面上的干预"是那样捉襟见肘。就是这样,依然阻止不了人类追根究底的天性,疾病发生、发展了,我们总得找个说理的地方。这是为什么呢? 为什么会引起这样的症状与不适? 为什么会发生在他身上? 为什么会在这个族群中高发? 为什么不同的个体进展不一样,甚至转归也不同? ……

在努力追求医学科学性的临床过程中,"不明与假说"的沮丧回报,并没有阻止人们对未知的努力探索。想提醒的只是,"探索"这事本当归给实验室中的科学家去做,作为临床医生,我们当清楚地知道我们所面对的是实实在在的身感不适,甚至性命攸关的个体。很多时候,当我们站在自己分析出来的"假说与不明"面前,谈到"病因治疗"时,总是苍白得不能再苍白。很多情况下,除了激素还是激素,这哪里有什么真正的"病因治疗"。

探寻与干预病因,我真的想说"爱你,并不是件太容易的事"。现代的科技发展告诉我们,"所有慢性病的病因,都是基因与环境互动的结果"，如果人类不能突破"伦理"去干预基因，临床医学对环境又能做些什么？我们是否只能去"互动"？然而"互动"本身就是个极个体化的过程，也只有天知道。这样看来，病因治疗也只能是一个"美丽的传说"。

　　既然在病因层面上，我们当有所为有所不为。那么，作为临床医生，我们就当清醒地转向诱因、对症与并发症的防治上。一个慢性病，在其漫长发生、发展过程中，我们有针对危险因素的一级与二级预防，而在最后临床的发病阶段，通常都会有某些诱因作为"扳机点"触发，有的诱因是一过性的，有的则是持续或反复性的。因此，针对每一例患者，我们都当警醒，在病史询问环节上，要刻意拿出整块的时间去探寻可能持续或反复存在的诱因，并加以干预。

　　为什么我要特别强调对诱因的关切，因为我们在病因层面上往往是无能为力的。正如前边提到的，临床上，我们能够有所作为的方面，往往也就是诱因的干预、对症的处理以及并发症的预防与干预。所有这些，加上不可或缺的安慰与帮助，就形成了对病人的看顾。剩下来的一切，关于疾病的转归，也就只能是"谋事在人，成事在天"了。

　　医者，在某些情况下，你若能做到完美的"对症"，真是相当了不起。做不到时,也千万别去干那些"头痛医脚"的江湖勾当。我们知道安慰剂有用,可"安慰与帮助"会更有益,只是后者常无钱可赚。国人常说"谈钱就不亲热了",却又说"亲兄弟明算账",这就是文化,"玄乎且高深莫测"的文化。想表达一个本来简简单单的意思,却偏偏绕着弯子,搞出许多的"意思意思"来。这样做的目的无非是使那本无多大意思的意思,显得"很有意思"起来。

重视医源性神经症，松缓医患难解的"结"

一、重视患者内心病痛的"结"

每当出现暴力伤医、杀医事件后，医生界以及相关部门，都会营造出汹涌的"舆论审判"，呼吁并要求严惩凶手。这不能说错，但在痛定思痛后，医疗机构更应该做的事情是从自己的职责出发，分析并总结医患关系紧张的原因。医疗过程缺少了多少人情，多少人性中该有的温暖？谁拔高了医疗不切实际的期盼，加大了医疗期望与现实的落差，医疗机构能否会同相关部门认真总结教训，做点实实在在的事，说点实实在在的话？在宣传和科普方面，是不是可以多宣传现代医学的局限，少报道各种妙手回春的特例？另外，人死不能复生，即使凶手伏法，死去的医生也不能复活，悲剧也无法挽回。从这种意义上说，悲剧发生之后，如果医疗机构的诉求仅仅止于对凶手的严惩而不是进一步引向对防范措施的探寻，那么医生的鲜血就等于白流了。

在多数由患者本人实施的极端事件中，大多隐含着患者对医疗过程、医疗效果的不了解、不满意。当医疗结果无情地击破患者无限的医疗期望时，加上钱财耗尽，于是患者就把这罪完完整整地归到医者身上。忽略了医疗本身的有限性，医生就成了这有限医疗"无辜的"受害者与替罪羔羊。说无辜，是基于医者本身能够清楚医疗存在的实际意义，并以谦卑的"安慰与帮助"示人，而非以冷漠、无知、傲慢的"救死扶伤"自居。若非如此，在以死亡为结局的医疗现实面前，你又言何"无辜"呢？

有限的医生与医疗何以会成为患者无限的期望？"期望"本身并没有错，每个人都有对健康美好的期望的权利。然而，需要知晓的是：期望就是期望，和现实总存在差距。那么，是谁给了患者无限期望的曙光，使本来美好的期望演变成为奢望，使他们误以为追求健康、长寿，不再是奢望，而是指日可待的现实？魏则西在强烈求生欲的引领下，寻到了宣传说"可治"其病的莆田系"老军医"，倾家荡产，终还是不治，死了，死于本就不治的恶性肿瘤。

医疗本应该"治 —— 就说治，不治 —— 就说不治"。现今，魏则西死了，那罪魁祸首在网络铺天盖地的质疑声中显露出来，世人一片哗然。当然，也有无辜者，广东省人民医院陈医师因着二十多年前做的一颗牙的变色而被患者暴力砍死。网上有说："患者确信，陈医生当年有说过'这是进口材料，永不变色'，现如今色变了，多次找到陈医生讨要说法与赔偿，未果后尾随至其家中，将其杀害，自己也跳了楼。"

相信患者选择如此玉石俱焚的行为，心中必然有着巨大的心结，只是我们不知这"结"缠绕在"变色"上，还是缠绕在"承诺"上。如若网上所说不假，我想问题应该在这"承诺"上。医者未兑现承诺，也未曾对这"未兑现的承诺"做足补偿与善后，悲剧就此发生。患者在"承诺"中看到的是"希望"，又正好吻合其期望，现实中却是"失望"，想必，这才是悲剧发生的真正根源。

有的同行说：这凶手定是有了精神障碍。或许有吧，可怎么说呢，这精神尚未"分裂"到不辨东西，只是走进了那"变了色"的死胡同里不能自拔。可以想象，患者每天对着那颗变了色的牙是何等的不解与"仇恨",这"心结"竟成了不解的"死结"。这"结"从产生到"结死",我们的医生、医疗机构、卫生行政主管部门是否曾有过一颗能够舒缓那"结"的善良、温暖与慈爱的心?古人有云:"夫医者,非仁爱之士不可托也。"然而,我们文化里的"仁爱之士"今又何在?

当患者在"医疗美好预期与医疗悲摧现实"里煎熬,讨要"说法"的时候,医者当行"科学的解释"还是当行"人文的关怀"?唯物论者以为科学解释有用吗?其实,属物质的东西,你说或者不说,煽情或者不煽情,物质都在那里,改变的只是对方的心。故此,言语并"煽情"惹的祸,自然还得靠言语并"煽情"来解决。

这让我想起 2013 年 10 月,温岭某医院耳鼻喉科王主任被患者杀害的事。据说,凶手连某某因"鼻炎"在王主任科室做了"鼻内镜下鼻腔微创手术",只是术后症状未曾改善,仍感鼻腔不适、透气不畅,之后经多地、多家医院多次 CT "科学地证实"以及院内、院外多次会诊并"科学地认为":手术是成功的,鼻腔是通畅的。只是,患者终究无法理解,"为何手术后仍有鼻塞、头疼、睡不着觉等问题"。其实,术后患者已然坠入"神经症"的范畴。之前是否本身就有神经症症状暂不讨论,术后转归的落差更加剧了他"睡不着",以及对所有"科学影像与科学解释"的不满，最终导致生不如死这一事实。他猎杀的目标医生也只锁定在对其"科学解释"的王主任与对其"科学验证"的 CT 室医生（均为非直接手术医生）身上。

从连某某杀医事件的始末，我们不难看出，在对这类患者的解释上，"科学"何止是无力，甚至就是间接的帮凶。只是患者找错了对象，未能针对那"科学"的本身，而是针对了那"运用科学"的人。或许患者自己也正同样"科学"地"认为"，"高科技"微创手术，"病——治好"是理所当然的，"病——治不好"自然就是医生没做好。他们以为一切都必须是物质、是科学的：生活必须是科学的、医疗必须是科学的、爱情也必须是科学的。他们如何识得"科学"是唯物的，"认为"却是唯心的；"科学"是唯物的，"理论"却是唯心的。那些"按理说……理论上讲……"，目的也只不过是为自己内心的需要与意志找个"科学"的出口罢了。

人们常用"你懂不懂科学？我看这不科学，那不科学……"来论断他人的是是非非。关于"解释"科学的"知识"与这解释背后的"动机"，哪一个更重要呢？我想"解释背后的动机"更为重要，这让我再次想起：同样的影像、同样的患者、同样的医疗条件、同样的指南与共识，"你如果想做，就谈到他做，你如果不想做，就谈到他不做"，"谈到"就是解释，"谈到"的目的彰显着谈者的意志,并非什么"科学的理",更多的只是"科学的名"。所谓"见仁见智",尤其在医学"科学的行为"上,则完全取决于行为者本身的意志与动机。

科学本身是属物质的,而在连某某的诸多症状里,从诱因到感受,更多的却是属精神的,尽管部分以属物质的形式表现出来(比如那"鼻炎")。一个本质属精神的"不适",你却用了属物质的"科学"来进行解释并干预,风马牛不相及式的鸡同鸭讲,想不输都难。

那么,医者你当如何修炼,以使自己能够洞察患者心理的不适、精神的扭曲呢?这就是医者的不易。也因此,历代以来,医者都是群体中的佼佼者。这在西晋杨泉的《物理论》中就可见一斑:"夫医者,非仁爱不可托也,非聪明理达不可任也,非廉洁淳良不可信也。"这也是中国古代"良医"比肩"良相"的写照。

我们当如何做,才能阻止患者因着"症状"就医,因着就医抱望,因着抱望失落,因着失落生结,因着生结往返,因着往返无果,因着无果生恨,因着生恨结死,因着结死举刀,因着举刀跳楼这一悲剧的发生?在这一系列的"因着"之中,医者、医疗机构若能终结或者松解任何一桩的因果,悲剧都不可能发生。在这一系列的"因与果"中,多少是物质的,多少又是内心的,除了"往返、举刀以致跳楼"，哪一样不是内心的软弱与罪恶。如何才能融化患者因着内心"纠结的病痛"凝结而成的仇恨坚冰，想必只能是"仁爱之士"感同身受后具备的一颗善良、温柔与怜悯之心方能成就。

二、重视医源性神经症

个人将医疗检查与干预直接或间接相关的"功能性症状"称为医源性神经症，此症对医患关系的杀伤力极大，严重者可直接引发暴力事件，且伤害对象十分明确——当事与相关的医务工作者。

医源性神经症大抵可以分为两类，多疑是其共性。一类是内心"简单的神经兮兮"，行为几乎无伤害性，却总拿着厚厚的医学检查资料，因着几个早搏、窦律不齐、动脉硬化、浅表胃炎、尿检镜下白细胞等（只要是检查单上未落下"正常"二字），整日流连于各大医疗机构。他们"花尽所有"，只是"病"从不见好，此类也可称为"医疗检查后神经症"。另一类则是内心复杂，整日纠缠于认准的"医疗后遗症与医疗无为症"之中，与前者相比，症状多与医疗干预相关，尤其是一些创伤性的干预行为，可称为"医疗干预后神经症"。此类患者更具暴力与杀伤性。接下来就粗略讨论这更具暴力与杀伤性的医疗干预后神经症。

这类患者之前通常都会有些神经症症状与偏执的个性,若医者在某次干预前未能做足充分的症状与辅查结果(无论阴与阳)间的关联性分析,若再加上对医疗干预预期不切实际的"信誓旦旦",其结果往往是:"病灶"没了,症状仍存在(记住了:患者是来看症状的,绝不是来清除什么"病灶"的,更不是来看什么阳性或阴性辅查结果的)。当这样的患者复诊时,医务人员当打起十二万分的精神,温情地接待,感同身受并动之以情地解释,力所能及地帮助与安慰,方能避免矛盾升级。总之,努力做到"前要预防,后要重视,过程要谨慎,并努力感同身受与爱人如己",毕竟,"人心都是肉长的,伸手不打笑脸人"。

一位冠状动脉造影阴性,出院诊断"功能性胸痛"患者,因其造影过程中发作一次"迷走反射",出现低血压、出汗、头晕症状,阿托品处理后好转,之后未挂号就直接到我门诊要求解释"造影手术带来的后遗症"。看着他一脸的忧愁与不满情绪,尽管门诊患者众多,我还是花了近二十分钟的时间为其解释"造影后留下的头晕、头痛、头皮麻、右上肢针刺样游走痛,以及睡不好觉等症状"的原因。想必这些也是那"科学"解释不了的症状。患者离去的时候,我认为"现在可以放心了",最终结果如何,不得而知,唯愿患者内心能够得着平安。

　　对医疗干预后神经症如何做到预防？上文有提到，在任何医疗行为前，医者都要清楚地知晓：患者是来看症状的，绝不是来清除什么"病灶"的，更不是来看什么阳性或阴性辅查结果的。干预能否缓解与消除患者症状？不干预（尤其是不有创干预），那又如何？这些必须成为医疗行为前的必问与交代，事前清楚交代，避免事后难以交差。

　　清楚交代是否意味着推卸责任？这还要看交代的支点与动机是否真实"清楚明白"，如若支点完全根植于仔细的主诉症状揣摩、思量与鉴别后的"清楚"判断，这一"交代"就是负责。记住，清楚交代是"清楚后"的交代，而非"规范后"盲目地"交代清楚"。我想两者在动机上是有严格区别的：前者基于患者需要与患者安全，后者则限于"医疗需要与规范"。在此背景与支点上若刻意外加"清楚"，是否有推卸责任之嫌，大家心知肚明了。

　　预防医疗干预后神经症，同时需要医者主动挤压患者对医疗无限期望的空间。鉴于医者、医疗与医学科技的极度有限性，医务人员早期严肃认真、积极主动地"认怂"至关重要。所谓"认怂"就是充分地向你的患者告知：你个人能力有限，以及你所从事的医疗本身也十分有限，许多美好无比的宣传无非都只是些"传说"，"度娘"里的"莆田系"更是超越"传说"，它直接跻身到"童话"的世界,是美好的"梦境"。

感同身受地告知:就是医生我自己得这病,也只会跟你一样,抓瞎。就说我自己的痔疮吧,先后采用药物、硬化剂、套痔,最后手术,如今肛门想必是缩窄了,大便远不及以前的粗壮,仍不时有痔疮出血,那又如何?这就是医疗——有限的医疗。最近听说,肛肠科又有了什么"微创伤的超声治疗",咨询其科主任后,说:"别做了吧,这个部分的任何有创操作,每做一次,结局都不可避免地出现功能下降。"还有我那颗可怜的牙,先后弄了近1年,终不得平坦,以致牙医好友无奈地开玩笑地跟我妻子说:"你老公这人是不是很难弄,人们都说,难弄的人,牙也总是很难弄的。"我也只能是无语,这就是医疗——有限的医疗。

"王阿姨,我跟你说,心脏起搏只能解决心动过缓相关的乏力,活动时的'力不从心'等症状,记住是心动过缓相关的。至于你说的头晕、胸背部东痛西痛跟这个心动过缓是没有关系的,起搏治疗对其并没有任何的益处。你想想看,要不要做,想好了再做决定。"

"刘老伯,你上次心梗后,虽说还有另一支左回旋支血管狭窄达到70%~90%,但你出院后的胸痛症状,为右胸点状刺痛,持续时间不超过30秒,跟活动无关,更多在紧张情绪下发作,伴右上肢间断性麻胀，你再次入院想做另一条血管的支架术，但我要告诉你，你这些胸臂症状与冠状动脉病变的相关性可能并不大，我觉得这可能与你紧张担心的情绪有关。你想清楚了，支架植入，未必能缓解你目前的症状，你想清楚了再做决定，好吗？"

"医生，反正我们也不懂，你们看着办好了。"

"这样不行，你们哪方面不懂，我们慢慢聊，聊到你明白。"

论到这胸痛，或者说患者所有主诉的"痛"，医者都必须谨慎对待，无论其辅助检查结果如何。疼痛作为 JCI 标准评鉴重要的评估指标，无论患者在门诊，还是在病房，只要有疼痛不适主诉，就必须加以评估，必要时做记录——部位、范围、性质、诱因、持续时间、伴随症状、加重与缓解因素。其实，只要患者有任一主诉症状出现，这七个方面都必须加以询问、记录，并认真咀嚼症状的鉴别诊断。

感谢 JCI 标准，再次将"高、大、上"的医疗，重新拉回到患者实实在在的"简单"感受——疼痛上。近二三十年来，医学科技的"进步"，使医疗与人性的基本需要渐行渐远，我们过于热衷基因、靶向、微循环……医学深入、深入、再深入后，已无力举目，甚至无力环顾四周，时常分不清医疗行为究竟是患者需要，还是医疗需要（或者说医者需要）。

被误解的医疗

"陈大妈家属,你们家老人这次心肌梗死,虽说血管现在开通了,你们也可以看得见,但并不意味着患者就一定能康复起来,还得看接下来的 3 到 5 日,希望患者的情况能够逐日见好。这心肌梗死的心脏就好比一盆缺了水的花木,你看到它因着缺水而枯萎,挽救它的首要手段就必须是先浇水,但浇了水并不一定能活,这要看它缺水的程度与时间,但要救活它,浇水是必须的。我们现在开通了血管,做了这关键的一步,接下来,我们还会加强监护、药物治疗与观察。我们能承诺你们的就是:医生尽力。其余的,也只能是听天由命了。患者病情依然危重,希望你们理解。"

这就是我的医疗实践,战战兢兢,如履薄冰,从不敢夸耀医疗、夸耀行为、夸耀自己,"认怂"后的安慰与帮助却成了自己医疗行为的主旋律。

对于医源性神经症成形后,前边略略提了"医者当打起十二万分的精神",这类患者不可轻易放过,或者说轻易打发掉,给足时间倾听,建立信任,安慰与帮助,用言语解开其内心的结,用温情融通其病痛的心,用爱重新点亮其生活的路。

愿患者平安,愿医者平安,愿生命平安!

医疗理性、意志与情感的归回

最近，习近平总书记在论到"我们的事业"时，曾多次强调"不忘初心"。医疗的初心何在？医疗又当如何不忘初心，归回初衷呢？论到归回，就必有一个初始，这样，我们就要问：医疗的初始在哪里？初始的状态如何？初始的目的是什么？相信患者对医疗的初始需求变化不大，只是医疗的初始动机早已不复存在。

现代医院的雏形源于用于收留无家可归的流浪汉与无人看管病人的小旅馆（Hospice），旨在为他们提供一个有人格尊

严且相对安全的庇护所。就医疗的行为本身而言，其早已在
人类各民族之间存在，只是在 Hospice 之前，医疗的场所多在
个体的家中，或医者家，或患者家，总之民间需求，也就在民间
解决，直到 Hospice 建立、发展、壮大到今天的医院（Hospital）。
在现代医学进入中国前，中国不曾有过收治病人的医院，坐堂
药铺的医馆、游走江湖的郎中倒不少。

医疗服务于人，是人最无助时的需要，"无助"本身并不限
于身体，更多的时候源于内心的软弱、无助与虚空。

一、医疗理性的归回

医疗从来都应当是以做事业为念，在中国也被称作"事业
单位"，"事业"本身就理当由一群有"事业追求"与"事业心强"
的人来铸就。只是当"事业"变成谋生的手段，"事业"离开事
业就在所难免，谋求利益、拓展市场（将人"无助时的需要"拓
展为市场，想想都可怕）便成了他们的追求。当医疗不再是满
足需要，而变成制造需要时（只要放眼一些商业化的体检与商
业化的患者宣教，就可见一斑），堕落就紧随其后。

Hospice 设立的初衷是满足病患与无助者的尊严与需要，
这理当是现代医疗之初心，"需要"是病弱者主体性的存在，医
疗尊重并努力"满足这需要"。医疗绝不应成为"需要的制造

者"。在医疗的过程中，患者的求医必须是主体性的，医疗的满足只能是尊重性的。在医疗的主体与尊重关系上，万不可错位。

有人说，接下来的中国医疗改革首先是"去事业"化，我对此深感忧虑。政府医疗"市场化"带来的医疗乱象尚难以归正，难以找回"初心"的当下，若再进一步"去事业"化，并大肆引入民间资本，"莆田式医疗""魏则西现象"会不会层出不穷？这样看来，医疗的理性归回首当"医者做事业"与满足"患者为主体的医疗需要"，政府顺应医疗的"事业"属性，担当起应有的担当，为患者、也为医者做足"为人民服务"的政府公务。

理性归回真理，医疗的真理注定在"患者需要与患者安全"之上，归回的根基在于必须时时刻刻思考医疗的行为基于"患者需要与患者安全"。在医疗的随访中，你是真心在跟进患者生活方式是否健康，二级预防用药是否到位，戒烟与康复运动是否坚持，还是借随访之名，以取得患者的血样数据，最终目的却是为了你的研究论文，又或者是避免患者流失到其他医院。

二、医疗意志的归回

在医疗意志的归回上，首先要明确的是意志必须臣服于理性之下。意志这个东西，没有它做不成事，但若仅有肆意裸奔的意志,则常做坏事。此时,同为一体的理性还要出来为其"扫地",甘愿做意志的奴仆,为意志披上外衣,将实际"意志表象的世界"呈现在伪理性的光环之下。

故此,意志的归回,就是臣服在真理性之下。脱离理性的意志就容易使人的人格迷失,如同丛林中的猛兽,野性十足,持守"弱肉强食、物竞天择"的丛林法则。在拥有理性、追求真理的人那里,意志对理性的归回,便可在归回真理的理性中享尽意志的真自由。

医疗意志在归回理性的大前提下,"爱人如己"必定是医疗意志的定向。如果你能够真正认识到医疗的局限性,以及医疗传说与医疗现实的落差,相信"最大限度地减少不必要的医疗干预"就必然成为你审慎医疗的思想与行为意志。胡大一教授说"不要在患者身上做得太多"也有同样的意思。

为什么说医疗是"不要在患者身上做得太多"? 这与医疗本身的特殊性有关,医疗涉及生命与人文,迥异于纯物质的"科学"。当你把一个纯物质交给十个科学家研究,十个科学家就会找到相同的答案与知识,这就叫科学的可重复性。但当你让十个医生去查寻到底是什么原因引发某种奇怪病症的时候,你会发现十个医生会给你十个不同的答案,所谓"见仁见智",不同的是仁与智,而非人与物。就是现代医学本身,也尚未摆脱其"见智"性，教科书里论到疾病的"机制"时，多数仍然停留在"假说"阶段。发布那么多医学共识与指南，且又不停地更新，就是因为其实践中的"见仁见智"性。医学从经验医学到实验室医学，再到循证医学，现在又归回到以健康生活方式为根基的"康复医学"，从中你就可发觉，在对人与疾病"真理"的了解与认识上，我们有着多少的局限与有限性，那些将人与人性"物化"的医学认识，又是何等的肤浅。值得一提的是，中国传统医学就是一个"朴素哲学"化的医学。

今天那些不知道医的初始动机，医的最终目的，医的人伦关系，医的综合属性，医的"做"与"给"之有别，患者对医疗需要之层次有别等医疗真谛的人，同样也是很危险的。

三、医疗情感的归回

许多时候我们的知识情感多基于"风闻而来"，我们对真理的了解不过是对书本知识的回应。很多情况下所谓"我明白了"，不过是自己脑海中闪过别人的一些经验和与我们毫无关系的知识罢了。在个人"所知"仅限于书本与他人的经验时，你说"我明白了"，其实不过是"风闻有你"而已，你不可能会有真正"切肤的情感"在其中。

关于"风闻"而来的知识，做医生是最有体会的，毕竟，书本上有标准的疾病,临床上从来都不曾有标准的病人。知识经过实践才能变成个人的经验,在医疗实践的过程中,存在着个体与个体间的交流、情感与认知的碰撞与融合。

书本知识是苍白、无生命的,对知识的追求往往是个体的主动,而对患者疾病的诊治,则需要医者站在患者的立场,以患者需要为需要。如若主体本位关系颠倒(医疗当是患本位,而非医本位),则医疗危矣。有如五星级酒店服务的宗旨 —— 尊重客户的需要,而不是强加其需要。这就是医疗情感的归回 —— 换角度"感同身受"后以爱为根基、以患者需要为目的出发,凭着爱心,为需要的患者诊病;凭着爱心,为需要的患者处方;凭着爱心,基于患者的利益说诚实的话,做诚实的医疗检查与干预。

现代人对医疗的理解,总是先入为主地陷入某种想当然的错觉之中,即医者以为自己就是医疗的主体,并常常以主体(本位性)的姿态去制定个体医疗干预的"应该"与"不应该",殊不知这与真正的医疗原则背道而驰。真正的医疗供给不应该是主体化的,而应是去主体化的。它要求医者作为一个人,一个完整、具体且有限的个体性的人(而非群体性的人,是person,而非people),去面对另一个同样有人格却患病的个体,而不是作为医疗的供应商或身体不适的判官,居高临下地"论断"患者与患者的那"不适"。

　　总之，如果医者将其医疗的行为视为主体施于客体的"救死扶伤"，以为疾病的痊愈就是自己的功劳，肆意抢夺机体与心理强大的自我疗伤性，推卸医疗双刃的伤害性，就是误入歧途，本末倒置。医疗只有去主体化，真正归回到互相尊重的医患关系中，才有可能成为真正健康的医疗。

知者自知,仁者自爱

  《荀子·子道》中有一段记载孔子问弟子智仁关系的对话。子曰:"知者若何?仁者若何?"子路对曰:"知者使人知己,仁者使人爱己。"子曰:"可谓士矣。"……子贡对曰:"知者知人,仁者爱人。"子曰:"可谓士君子矣。"……颜渊对曰:"知者自知,仁者自爱。"子曰:"可谓明君子矣。"

  可见,在孔子看来,"自知"与"自爱"才算得上"智"与"仁"的最高境界。

  唯有自我的觉悟、警醒,才有可能真正地唤起生命的成长与升华，用"对我存在"（Being for itself，指自觉产生的存在——
我思故我在）审视"自我存在"（Being in itself，指自发产生的
存在，比如动物性存在）的自知、自爱、自责、自省来提升生命
的质量，拓展生命存在的时间、空间，以至达到生命的蜕变，从
而进到永恒里。

无论是"我唯一知道的就是我什么都不知道"的自白，还
是"我是谁？我从何处来？将向何处去？"的疑问，都足以见
得"自知"实在不是一件容易的事。自知者智也，自知者明也，
若加上"自爱"，此乃"明君子"也。

一个人要做到全然的自知、自爱，实在不是一件容易的
事，但至少我们当知晓"生命之道"何在，人生的终极追求是什
么。一个有限的人，何以论断"终极"？只是"不甘心"，却又是
多数人弥留之际的最大遗憾，不是吗？只是，遗憾何来？就是
因为到死也未曾自知"我是谁，我从何处来，将向何处去？"有
限的人啊，我们可否在各自的角色上找回自我，认知自我？这
种对死将临到的不甘心，引发出多少"成功的老者们"不寻常
的寻医问药。死的结局，了然且毫无悬念——精神的需要，
却非要到物质里去寻。希腊阿波罗神庙门楣上"人啊，认识你
自己"的警句，两千多年来依旧难以唤醒沉睡抑或是装睡的
个体。

一个人懂得自爱,在他被"自爱"充满的时候,溢流出来的也必定是"爱",且爱人如己。在诸多形而上的精神层面,通常是个体内心充满什么,流淌出来并影响他人的也就是什么。比如,当内心充满了恨,流出来的就是恨;当内心充满喜乐、平安,流出来并感染人的就是喜乐、平安;当内心充满忧伤、恐惧,流出来并影响他人的就是忧伤、恐惧。故此,无论自爱抑或自知,我们平素里内心充满着什么,我们的生活就流淌着什么。一个内心充满爱的人,不可能流出恨来。同样,一个内心充满了恨的人,也不可能流出爱来。这样的人,突然流露"满满的爱"时,你要担心是否存在"爱里藏刀"。

在自知这件事上,又何尝不是如此。个体只有充分的知己,才有可能转化为全面的知彼。子曰:"不患人之不己知,患不知人也。"然而"知人、爱人"者,不过"士君子"也,若不明白与知晓自知与自爱,这知人、爱人的根基与参照何在? 个人行为对他人的"施或勿施",也只有发端于个人对己的"欲或不欲",才最符合世道的良知与共识,这上一层的"自知、自爱"者,在孔子看来,始为"明君子"也。明君子者,"行有不得者,皆反求诸己,其身正而天下归之",怎一个"反求诸己"了得。

作为医生,医疗行为有所不得时,同样需要反求诸己、反躬自省,检讨自己的医疗动机、医疗能力。多问问自己,我给出的医疗手段若用在自己身上，是否真的需要，是否真能奏效，到底有多少的价值！胡大一教授曾说自己的临床思维定式是"看门诊或查房，先认真分析思考每个患者不需要什么，坚决不做无益于患者的事，再把患者需要的事认认真真地做好"。这一思维定式的养成，同样佐证了"医疗是不得已的需要"，前者站在"自知"后的医者角度，后者站在"自知"后的患者角度。只可惜现实中，无论医与患，"自知"之智者，着实寥寥，多的是"撸起袖子，加油干"的莽夫——开刀、封堵、射频、支架、放疗、化疗。

无明显危险因素仅 B 超发现的颈动脉斑块处理问题，着实困扰无数基层乃至大医院医生，甚至有说某神经科大夫将仅颈动脉斑块个体收治入院。我很想咨询那位医者，针对一个无明显危险因素的颈动脉斑块个体，你收他住院，你能给他什么？斑块逆转还是斑块消失？你的哪一张处方或哪一种手段，能够使你相信可以药到或手到"病"除。

在各种错综的关系里，人们或是自义、自大、自满、自傲，或是自卑、自贱、自暴、自弃。各种基于"无自知"的自我感受，无论自傲还是自卑，均难做到合乎中道。

人贵有自知之明，足见，自知是件不易却很有智慧的事。自知之不易，在于自知的结果常有偏差，稍不留心就容易滑向

"自大或自卑"的泥潭。故曾子以"吾日三省吾身"来不时校正个人对自己的认知:"为人谋而不忠乎?与朋友交而不信乎?传不习乎?"故知之难,不在见人,而在自见。

作为患者,在疾病与健康的认知上,也当先修行"自知"这门功夫,万不可一股脑全推到医疗与医生手上。在看病就医前,要先知道自己、了解自己,例如自己的生活方式是否健康,以及自己的身高、体重、血压、血脂、血糖等。另外,还需自我评估自己的症状主要是源于生理(躯体),还是源于心理(情绪),还是源于其他(精神)。

我有这样一位病人,其辅查结果多数为阴性,又自觉个人生活的物质层面无忧,精神层面儿孙绕膝,仿佛生活已然自在,只是生命却时常纠结在躯体的东痛西痛、头晕、手麻、失眠、多梦之中。对于一些医学名词,诸如早搏、硬化、增生、疏松,更有湿热、火重、血亏、阴虚、阳亢之类,虽然是一知半解,但讲起来又是"头头是道"。这一切的主诉,仿佛都在"我没什么忧虑"背景下生发。病人找到我,让我给他个说法。我说:因为你不甘心,你不甘心生命老去,不甘心器官功能日渐衰退,不甘心死亡将至,你多么想再活他个五百年,或者千年、万年、万万年,直活到天荒地老、永永远远。

其实，由不甘心引发病痛的现象很常见，尤其在那些曾为身体"成功"而无比骄傲的人中。在身体渐渐老化朽去的时刻，"不甘心"就成了他们心灵的至深苦楚。他们在风烛残年里哀叹"当年那个风流人物何以变得如此弱不禁风？"从皮肤、肌肉的松弛，到"五十肩"的疼痛，骨与关节的不适，再到前列腺增生与耳背目眩，过程中再经历几个"早搏、斑块、疏松、增生与退变"等术语，就足以摧毁他们生存的勇气。

某日门诊，一名38岁女性患者主诉胸闷、心悸、失眠、多梦3个月余，在一堆辅查结果为阴性面前，仍坚信自己心脏不好。在进一步询问起病诱因是否与精神情感因素相关时，才道出自己在公司为老板付出许多，但终未得到老板的认同与接纳，最后离开公司，心里总存着不甘心、不情愿，最近老板年终请客又没请她，故而症状加重。但在患者这之前的数次就医中，均未曾自我剖析"病因"所在，仅就"心悸、胸闷"辗转于各大医院。尽管做了各样检查，终不得治。此次患者在倾诉诱因后，个人给了些心理的疏导，开了些镇静剂，离去时患者一扫进门时的阴霾，欢喜地离开了诊室。这或许就是自知后心理进行了自我重整，进到"我知，故我在"的存在里边。

这些天，因着这个"自知"的命题，总要回想一些现实的境况。在个人不算长也不算短的人生岁月里，我感觉到，人若自己不想改变,就没有任何人、任何手段可以使他改变。所以,改变自我最根本的环节在自知,自知者明,只有基于自知触发的改变,才有可能成就个人生命的精彩。百度百科关于"自知之明"的词条上有这样一段话:"每个人有不同的志趣、性格和风采。它可能是爽朗、是幽默、是仁慈、是热情、是勤快、是深沉。当这些'自我'能真实地表露出来时,其魅力一定是最动人的。牵强自己,一味要求自己与令我们羡慕的人看齐,常常会丧失美好的东西,而流于尴尬与痛苦。"恰如哲人所言:"诚实地向自己展开自己,这是人生一道优美的风景线。"

哲学终究未能找到如何自知的答案。萨特在《存在与虚无》中认为自知是思想或觉悟的我(对我存在 —— 自为存在:Being for itself,我思故我在)与本体自发的我(自我存在 —— 自在存在:Being in itself,行尸走肉般的存在)的对话引导生命的过程(不敢说"成长"),本体的"自我"通常是一种"是其所是"的存在,也可以说是一种动物性的存在;而思想、觉悟性的"对我"却总表现为"不是其所是与是其所不是"的存在,表现为道德性或精神性的存在。这两个我(或者说两个存在)同时存在于个体,才能使个体成为一个完整的人,若仅有自我存在,而没有对我存在,那就不是人,而是人们常说的行尸走肉。基于对我的存在,萨特认为,人是什么只是指他过去是什么,将来并未存在，现在只是一个联系过去和将来的否定，实际上就是一个虚无。比如说，某某是个好人，只是指他过去是个好人，将来怎样我们并不知道，也就是不存在。只是，这种未来的虚无与不存在认识，明显过于武断，老话说"三岁看大，七岁看老"，意味着人的本性中存在某些"预定"的元素，在预定与自由选择之间往往也都包含着某些可预见的"存在"。

个体中的两个我时常会自我对话，这种自我对话说了什么或说过什么，是个体行为的基础，更是人生能否突破的真正根基或动因。一个人生命真正的改变，通常都是由其内在生发出来的，外部的作用是甚微的，只有我想改变，我要改变，才有可能实现真改变。因此，这种自我的对话，是影响个体生命改变最最重要的沟通，人在危急中、在逆境中、在巅峰时、在顺境中，自己对自己说过什么话，常常就会对自己未来的生命产生影响，甚至改变。我就曾因着自己痔疮术叫停医生开出的"活血化瘀"输液，自己告诉自己"原来做医生对自己的最大益处，就是最大限度地减少不必要的医疗干预"。之后就在这样的自知与自爱中，检讨个人的医疗行为，最大限度地减少不必要的医疗干预。

做医生是需要修行的

"死有何不对？我们为何如此恐惧？我们为何不能以人道的、尊重的、体面的甚至幽默的方式来看待死亡？诸位，死亡不是敌人。如果我们要挑战疾病，就让我们挑战其中最严重的疾病——冷漠。"这段台词出自电影《心灵点滴》。对一个从医三十余年的我来说，带来的震撼仍然是巨大的。我有时候会思考一些与死相关的话题，思考自己死后，该在墓碑上写点什么。

我是一名医生，担着一份看顾病弱患者的责任，在这份工作的终点，该做一个怎样的总结，刻写在墓碑上？想来想去，还是觉得个人微博简介里的几行字，最能表达自己做医生的心得。于是吩咐下去（只能对老婆），记住了，墓碑上就写："做医生是需要修行的，做到'知己知彼''安慰与帮助'并非易事。对生命、疾病、自然规律常怀敬畏之心。针对疾病，除干预外，还有一种手段叫面对。"这就是我盼望的墓志铭。

一、做医生是需要修行的

做医生是需要修行的。医生，若在我们的工作中只知道挑战死亡，那他注定就是输家。若转化为沟通、帮助与安慰，那他注定就会是赢家。因此，医生理当关注、修行人性心理与精神需要的方方面面，心与心沟通的默契、心与心沟通的技巧，诸如文学的叙事，哲学的辩证，神学的敬畏、谦卑，国学的沉稳，美学的尊重，教育的知性，心理的理解……

做医生，需要有一颗友善、沉稳与安宁的心。由此，你才能感应到你的患者，关注到患者内心层面的需要，并给他带去一片安宁与平静。

当一位 29 岁心肌梗死男性患者一脸恐惧地躺在导管室床上，我和我的团队用支架疏通了他闭塞的冠状动脉左前降支后,我们真的就赢了吗? 在第二天查房时,患者的各项生命指标正走向正常、"疾病"正在恢复的时候,这个有病的"人"却流着泪、抽泣着诉说:"我成了废人,成了没用的人,内心很痛苦,生不如死。"太多的时候,我们看病只是在用脑、用机器去判断,而不是用心去看、去关注。而医务人员这份工作,是最最需要用心去做的,并非脑和机器所能成就。

于是,我告诉我的"病"人,你是生了一场重病,但一切都会过去,也正在过去。想想看,很多心梗的患者没能来到医院就走了,还有很多患者没能在最佳的时间内得到血管再通的治疗。你是不幸的,又是万幸的。为什么要为丢失一双鞋而闷闷不乐呢? 去街上看看,有人丢了一条腿,却依然快乐地生活着。

回到办公室,就给规培轮转的医生说,花些时间去安慰、去帮助那位患者,我们不能只着眼于疏通病变的血管,更要注意疏通患者的心。若患者真的做出什么极端行为,这些血管的再通还有什么意义? 是的,若真如此,再通就是无意义的。

二、一个有限的人,岂能无所敬畏

败落,自然是缺乏敬畏的恶果,当人性的自我过于膨胀,忘乎所以就会接踵而至。在人们追求物欲到极限之后，发现科学和经济的进步并不能给自己带来快乐，反而是无比的空虚，死亡依旧按时临到，只是以前多数在家中，在各种敬畏、祈求与祷告声中睡去，现今则多数在医院的徒手按压下与肋骨的脆裂声中挣扎着死去。缺乏敬畏的医患在死亡临到的时候，茫茫然不知所以，家属向医生、医院讨要说法，医生、医院则只能寻找天使"救死扶伤"的颂歌聊以自慰。赔完钱，回转过来，依然继续地与微生物斗、与频发室性早搏斗、与动脉硬化斗、与骨质增生斗、与天斗、与地斗、与死亡斗，继续谱写着人的胆大妄为，管他什么耐药微生物、超级致病菌。

这样看来，我们是需要敬畏的。无论是医生，还是患者，一个有限的人，岂能无所敬畏，我们当敬畏一切的自然规律。

三、敢于面对

论到自然规律，生老病死就是生命的自然规律，在老与病之间，我们当如何认知、权衡与鉴别？人们普遍接受了老与死，也都知道老死是这么一回事 —— 避不开、躲不了的必然。只是，在有限的科技发展以后，人们自以为可以克服与战胜疾病，于是，宁愿选择我病了，也不愿承认我老了。无论是医生（骄傲的心态，并乐于享受"天使"的美名）还是病人（怕老死，且听多了"治病救人"与"救死扶伤"这些不切实际的口号式宣传,盲目相信疾病都能治好)都把那本是自然规律的"老化"当成"疾病"来看待与干预。这种错误的疾病观造就了医院里的人满为患与虚假繁荣,以及必然的过度医疗,甚至让人忘了"是药三分毒"的古训,忘了医疗是把"双刃剑"的现实。

好在全国上下的 JCI 标准医院评审热潮正在涌来,阐述的重点是:把医疗机构的工作核心与重点全面理顺到"患者需要与患者安全"上。真心希望这样的评审同样是基于"患者的需要与患者的安全"而进行的。

其实,对于一些我们肉眼能见的老化现象,比如皮肤皱了,头发白了,长"老年斑"了,我们多能面对,我们不能面对的往往是那肉眼看不见的动脉硬化、心脏早搏与骨质增生。有良知的医者,在解释那些体检(无症状者)发现时,当慎之又慎。做医生,不只是要有好的技术,同样需要有所担当,敢于认识老化,说出老化,并对老化喊出"面对"。这岂止是患者的需要,不也是医生的需要吗?

我时常在想,那个计算肾功能的 MDRD 公式[1]将血肌酐只

---

[1] 肾脏疾病膳食改善公式,GFR $=186 \times SCr^{-1.154} \times$ 年龄 $^{-0.203} \times 0.742$(女性),其中 GFR 为肾小球滤过率 [mL/(min · 1.73m^2)],SCr 为血清肌酐 (mg/dL)。

有 96 μmol/L 的 80 岁"健康"女性判定为慢性肾脏病 III 期,这"病"究竟是病出来的,还是算出来的? 据说某项研究还认为,"对于健康人,MDRD 公式可能低估肾小球滤过率达 29%"。这就奇怪了,既称为"健康人",又算出了"慢性肾脏病 III 期",这让人情何以堪,又该如何面对"健康"二字,老太太究竟是"健康"还是"病着"? 估计研究者也还在迷惘中。当肌酐不变,公式的变量只剩年龄时,这种由于增龄带来的变化,不叫老化,还能叫作什么?

同样,针对一个与增龄相关的"疾病",临床切不可轻言治愈,我们能做的或许仅仅是改善症状。其实,现今许多针对慢性病防治的临床指南里,对有创干预都不约而同地强调针对"有症状的患者"。而对于那些无症状者,有创前,需要小心又小心,且当慎之又慎。

当然,针对那些都不能称之为"疾病"的老化,我们 —— 不只是患者,更应当是医生 —— 当做且必须做的只能是"面对"。

四、医学当回归临床,回归基本功

常常听到医生抱怨:"我们也都知道安慰与帮助的重要性,就是不知道要怎样落地实践。"其实落地实践真的很简单,就是放低医生高大的身躯,俯下身来,花点时间去触摸患者的内心苦楚与需要,不要以为劝导"治疗性生活方式的改善"患者不易接受,于是,就放弃当有的劝导。要知道患者从你的劝导中所领受的绝不仅限于生活方面当怎样调整,更多的是你的一片关心与帮助。同样,体检时的"望、触、叩、听",也绝不仅限于获取一些阳性或阴性的体征,而是肌肤接触所传递的一份被重视的感受。这就再次强调了医学当回归临床,回归基本功的重要意义。

针对疾病，除干预外，还有一种手段叫面对

俗话说："靠山吃山，靠水吃水。"同样，很多医生从医的初衷是希望能够"靠医吃医"。只是，从医久了，看过了太多的医疗伤害，又经历了无数医疗现实的捉襟见肘，在不少的过度医疗之后，引发了针对医疗利弊的深度反思，渐渐地感受到做医生的最大益处，已不再是"靠医吃医"，而是"最大限度地减少不必要的医疗干预"。原因莫过于更加惧怕那"是药三分毒"与"医疗双刃"的伤害之刃。针对各器官的功能老化（如一些退行性病变）、自限性疾病与不治之症，用积极与勇敢的心态去

面对,去改变不健康生理与心理的生活方式,远胜于双刃的医疗干预。

现代医学认为,慢性病多是基因与环境互动的结果,正如动脉粥样硬化心血管疾病也被定义为遗传背景(基因)上的生活方式(环境)病。面对这样的病因学机制,我们能做些什么?针对基因,受之父母,除了面对,我们能做的不多。目前基因治疗领域也仅限于极少数的疾病,更大范围的研究与应用必然涉及伦理。就环境因素而言,作为有情感的人,我们需要面对的除生理环境外,还有心理环境。在对待生理环境的影响时,我们要做的更多是遵行健康的生活方式,如戒烟、限盐、少吃腌制品等。用积极的心态去处理各样的难处,就可避免多数精神性疾病的发生。医学的干预,仅在互动的环节上可能有所作为,然而,各种针对互动环节的外来、人为干预,是有利于良性互动,还是助长不良互动,就需要医者的慎思明辨与干预度的把控。医疗双刃,在此就表明了。

在对待医疗伤害的认识上,首先应该是医者的垂范,医者只有懂得在自己或亲人生病时谨慎面对、如履薄冰,才可能幻化为对其他患者的感同身受。然而,对医疗行为怀有"敬畏"之心,并非每个医者都能做到,多数医生依然坚守医学"救死扶伤"的理想,从自家幼子感冒、发热或腹泻时,不加鉴别就带到病房打针、输液、使用"抗生素"的乱象就可见一斑。

那么，如何才能真正做到"最大限度地减少不必要的医疗干预"，努力化解医疗需要与医疗安全的矛盾？这将是一个非常困难的决策。当"有病乱求医"的患者将解除病痛的希望全然地摆在大夫面前，眼神中流露出深深的期盼，这便"激发（或者说撩拨）"起医者"得为他做点什么"的冲动。做点什么以不辜负，并能彰显，总之都是好词，诸如救死扶伤、治病救人、华佗再世、妙手回春之类。这让我想起初为医生的时候，看到老师们在接诊新住院病人后，针对多数患者，总会开出一些维生素 B6、维生素 C、ATP、辅酶 A 之类的输液。我在书本上怎么也找不到开这些药物的理由，于是问老师这些药物使用的依据是什么。"病人住院了，你总得为他做点什么。"这就是老师的回答。在这句回答里面，明显隐含着"我们真的不知道能做些什么，但我们得为他做点什么"的意思。那是 20 世纪 80 年代中后期，输注的也都是些维生素之类。跨世纪后，在市场经济主导的医疗市场中，满眼的中成"黄药水"承担了"为患者做点什么"的重任。

北京大学王岳教授近年在"医学人文"的全国巡讲中多次提到医学能力有限，称"在已经命名的疾病中，医疗能治愈的不过 6%，60% 为自限性疾病，还有 34% 为不治之症"。这样看来,有超过 90% 的已知疾病,医疗干预是无能为力的。那么,针对这超过 90% 疾病的病患,医患首当学会的就不该是干预,而应是面对,好让那 60% 的自限性疾病自生自灭,让那 34% 的不治之症者在有生之年,能有所安排,尽享那即将逝去的"风烛残年",使之不至把时间、金钱浪费在无止境的求医问药上,把生命浪费在无益且并不安全的医疗干预与疾病折磨的双重打击之下。

懂得并学会面对,必然消减病痛带来的唉声叹气,也会让你的意志更加坚强,某些时候还会带来好心情。这些真正面对疾病的正能量,将有助于健康与疾病的博弈,也必然有助于基因与(心理)环境的良性互动。常言道:"两兵相交,勇者胜。"相信在健康与疾病的博弈过程中,也当有异曲同工之妙。

临床上首先要学会面对的,就应是那些体检查出来的无症状"老化"现象,诸如动脉硬化、频发早搏、骨质增生之类。其次当学会面对的就应是那 60% 的自限性病痛,如常见的感冒、发热以及一些无名的东痛西痛。尤其后者,如若不懂得面对,又在就诊必"有病"的医学哲学助推下,往往很容易转化为各样的神经症,并由此遭遇到诸多不一定有效的药物、也不一定必要的手术和一定昂贵的医疗费用。

个人在接诊一些神经症患者时,常常会用患者听得明白的语言打比方，全面解释"不是查不出病，而是查了没病，且为什么还有症状"。涉及如何处理时，总是告知："要学会面对，要告诉自己，'我没问题'，同时要把时间与精力从关注自己身体不适转移到工作、生活中去，调整好自己的睡眠，开开心心回家，如果能听得进这些话，并能落实，不吃药也是可行的。药物也最多起 30% 左右的辅助调节作用，如若心理上放弃自我的主动调节，完全寄托在药物上，怕是难以根本好转。"这样的例子说起来都是泪水、心酸与心痛。一名病痛缠身二十余年的患者，吃了数千服的中药，花尽了仅有的十来万元家底，病情依旧未见好，这就是最好的例证。（告知"面对"仅限于一些自限性疾病、神经症患者，严重精神科问题不在此列。）

还有一个案例，那就是家母。我从有记忆起就听她在唠叨自己全身上下如何不适，全家老小、亲戚朋友也都知道她"身体不好"。四十多年下来，她用了数不尽的中药、偏方、刮痧、火罐、油针、火针……东西南北地看了无数的医生，各种检查也不计其数。直到 80 多岁，她患了老年痴呆后，再问她有哪里不舒服，她才说"我身体很好，没什么毛病"。

因着母亲的"病"，我深深地体会到家中有一例神经症患者，会给整个家庭带去很多困扰。也因着当年"为母亲治好病"的心愿，我成了一名医生，只可惜神经症的母亲怎么也听不进儿子的劝导,固执地坚信自己有病,觉得自己有风湿、胃寒、阴虚……做医生二十多年后,一次母亲边看电视边唠叨自己的不适,我立刻起身,将电视调离频道,使电视机屏幕呈现雪花一片,然后告知母亲:"这就如你的病,电视出现雪花有两种可能,一种是没有调到频道上,一种是零件真的出了问题。前者叫功能性问题,后者才是器质性问题。对于前者,得学会自己调,总请师傅的话,好师傅会免费教教你,一些见钱眼开的师傅,你正好成为他的囊中之物,什么'修理费'只能任其忽悠。"

春节回老家过年,我又再次领略了什么叫面对胜于干预。老岳父30多岁被告知要切扁桃腺,他不从而面对,50多岁因久站后腰部酸胀不适,被告知腰椎需要手术干预,他再次不从而面对,如今85岁,依然健朗。岳母数十年来时常感到腹部东痛西痛,触摸腹部自觉有活动性不固定硬块,偶有稀便,各样的检查并无特别,后被诊为胃肠神经症,却在30多岁时被告知不排除肠结核,需要剖腹探查,她一听"探查",自然不从,如今80岁耳聪目明,健康自在。这就警醒我们,医疗有创干预前当慎之又慎,一切遵行"医疗行为,当不得已而为之"的原则。能面对,不干预;能口服,不肌注;能肌注,不静注;能无创,不有创;能微创,不重创。时刻谨记"医疗是把双刃剑",真正落实与明辨患者需要为医疗需要,同时把医疗安全与患者需要并行思考，权衡利弊，谨慎医疗。当然，医疗是绝不能成为什么"市场"的，因为"市场"是打开医疗潘多拉盒子的钥匙。

针对一些不治之症，一些终末期的疾病，过多的干预也只能是增加与延长患者与家人的痛苦，面对与临终关怀才是对患者最好的帮助。

综上，我们在谈到面对时，不限于医生要懂得，要告知，要践行。患者与家属也要知晓医学能力有限，很多情况下，面对比干预更有效，也更有益，勇敢地学会并敢于面对，就不会再惧怕疾病与死亡。我们能面对狂风、暴雨、寒冬、酷暑，潮涨潮落、花开花谢，皮肤皱了、头发白了，也可以来一起面对一些短暂的、自限的不适，一些生理的老化，以及一些不可回天的宿命。让那些"得做点什么"的思考，回归到实验室、小白鼠的身上，反复验证，再验证，然后小范围知情同意验证，再大范围知情同意验证，最后用到患者身上。相反，面对，我们就可以坦然，就可以愉悦开来。

读后记

关于医学人文的书,以往大多是不要读的,为什么? 那是因为觉得没用。然而在临床工作数年后的今天,在经历了多少生离死别、多少悲欢离合之后,发现医疗手段的作用是如此有限,正如有人把医疗比作犹太神话中的由黏土和水制成的有生命的假人——勾勒姆,它不了解自己的力量,也不知晓自己有多无知。执行一个医疗决定,有的像打开潘多拉之盒,其危害有时候是无法预测和控制的。

《被误解的医疗:改善健康从改变医疗观开始》是我最近读完的一本关于医学人文与临床实践的书,心中不能说是"波涛汹涌",也免不了激起"层层涟漪"。我们现在的医疗环境可以用"繁荣"与"麻木"来形容,医疗机构、医者、医疗厂家一片"欣欣向荣"。医疗机构不断扩张,追求高产出,动不动就是年收益多少、年门诊量多少、年手术量多少;医者不断追求"高精尖"技术,说着一些"让人听不懂的话",做着一些"让人看不懂的活",治着一些"治不好的病";医疗厂家不断发明新药、新设备,开拓市场,追求高额的利润。而我们的患者似乎也应着这"繁荣的景象"变得"繁荣"起来。但就是面对这样的景象,我们认为理所当然。这或许是因为我们同样生活在一个精神羸弱、物欲横生的社会里,人们不知信什么(信仰缺失),为何信(人性缺失),怎么信(道德缺失)。《被误解的医疗:改善健康从改变医疗观开始》正是对这样"繁荣与麻木"的医疗世界发出的一声"呐喊",对于医者如是,对于患者如是,对于社会亦如是。以下是我读完此书后结合自己的经历对目前部分医疗现象所做出的感想。

一、关于医学教育

我们国家现今的医学教育可谓是先天不足,后天失养。目前国内大部分医学生多在不知何为医的情况下选择了从医这条路,他们当初或因父母(有人说"我们那个年代的父母有一个共同的愿望就是希望子女成为医生或教师",当然令他们没想到的是目前的医患关系竟会恶劣到如此地步)、或因生计(大多来自农村的医学生属于此类,因为医疗单位属于"事业单位",工作稳定且有很强的技术性,想应该不至于不能养家糊口)、或因 …… 很多理由,唯独不是因为兴趣,以至于之后的从医路靠的是"坚持"或者说是"硬撑"。这就是中国医学生的先天不足。

当然先天不足的另外一方面是学前教育(我把进入医学院之前的中学、小学以及家庭教育统称为学前教育),无不是功利、自私,缺少人性真善美的塑造和培养。当然我们有的是"榜样""典型",只是这些"榜样""典型"离我们好遥远。那你如何又能指望这些未来的医生能走到病人身边,渗透到病人心里,治疗那病痛的身体和内心呢?

有人说如果先天不足,那就后天来补呗,然而后天又是营养失衡。进入医学院后从学习理论到临床,医学人文被弱化,临床基本技能和临床思维培养被考研考博写 SCI[1] 论文所取代,因为医学院流行一句话,那就是 SCI 才是王道,有它你才可以毕业,有它你才可以留院,有它你才可以评职称,有它你才可以 …… 但唯独不再临到患者床边。而作为医务人员从业过程中重要的继续教育,我们经常可以看到的是关于"XX 新技术""XX 新方法"的培训,但少之又少的是对医务人员同情、共

---

[1] Science Citation Index,即科学引文索引。

情能力的培养,即使有,也是寥寥数人。

二、关于年轻医生

书中谈及医生的成长过程,将其描述为"华山论剑":心中无剑,手中无剑 —— 心中无剑,手中有剑 —— 心中有剑,手中无剑 —— 心、手有剑。观其过程可知医生是需要修行的,不仅需要修得手中剑,更需修得心中剑。修行则是从年轻医生开始,然而反思自己,观望周边,担心不免由内而生,正如在一次早交班时间,一位上级医生询问在场医生:"当我们老了、病了,在场哪位年轻医生值得我们托付?"周围鸦雀无声。

我们初入临床便成了年轻医生 —— 规范化培训医生和低年资专科医生,此时手中无剑,心中更无剑,对诊断、治疗茫茫然或者说一知半解。规范化培训医生是近年来兴起的一群特殊的医生群体,本意是加强临床基本功的训练、培养合格的住院医师,然而事实是这样的:一个外科的规范化培训医生说我拉了 3 年的钩;一个内科的规范化培训医生说我写了 3 年的病历。但更残酷的事实是这 3 年的钩不知道拉到位没有,这 3 年的病历书写是否真实准确,是否真的亲身临到病人身边做到了病史询问、"望、触、叩、听"、诊断与鉴别诊断的思考、治疗方案的医嘱开处以及四大穿刺的规范操作,还是把所有的这些都交给了"复制与粘贴"。

当然,这些问题的存在有客观原因也有主观原因。现在病人多、周转快,且医患关系紧张,专科医生无暇兼顾规培医生的培养,慢慢地、默默地规培医生成了只是规范化了的病历的书写者;而规培医生似乎也接受了这种身份——病历书写者,加上不愿意更多地付出在临床上,对手中之剑毫无欲望,更别说心中之剑。完成规范化培训后进入年轻医生的第二个阶段——低年资的专科医生。此时我们渴求手中之剑,对专科技术的掌握表现出极大的兴趣,对专科技术的能力表现出极大的信心,眼睛看到的往往只是病灶,且常常表现出"阳性冲动"。虽说这种"阳性冲动"的情绪是正常的,但需要正确引导,否则当冲动成了习惯,习惯就会成为魔鬼。故修得手中之剑的同时,亦不可放松心中之剑的修行,这关键在于认识到医疗的有限性,回归到临床的基本功,识别患者症状与阳性发现之间的相关性,告诉自己能做的干预真的不多,告诉患者医疗还有一种手段叫面对。

三、关于患者

患者,我们干预的对象。或许因为这样,我们变得主动起来,甚至找患者来干预,正如书中提及的某些 XX 体检、XX 讲座、

XX 义诊……立场错了,一切都错了。我们应当明白"求医"是患者主动,医疗应当以"患者需要"为出发点。我们对患者不仅要有同情心,更需要共情心,感同身受;不仅需要"己所不欲,勿施于人",更需要"己所欲,施于人",甚至有时对于不同价值观的患者来说,需要"己所欲,亦勿'强'施于人"。

患者对自己应持有"负责"的态度,对自己的"主诉"负责、"需要"负责,这样你才会接受你该接受的检查和该接受的治疗,更重要的是避免不必要的医疗干预及其可能带来的医疗损害。而当疾病侵袭你身体时,你也当知道医疗的作用是有限的。我们要学会面对,面对疾病本身,面对疾病所带来的心理变化,面对医疗的无奈,面对死亡。

孙伟峰

中国科学院大学宁波华美医院心内科主治医师

2016 年 12 月 31 日